ÉTAT ACTUEL

DE LA

Sérothérapie Antituberculeuse

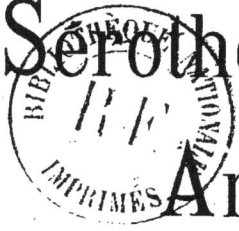

PAR

Garbis TABAKIAN

Docteur en Médecine

COUHÉ-VÉRAC (VIENNE)

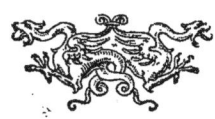

POITIERS

SOCIÉTÉ FRANÇAISE D'IMPRIMERIE ET DE LIBRAIRIE

(ANCIENNE LIBRAIRIE LECÈNE, OUDIN ET Cⁱᵉ)

6-8, rue Henri-Oudin, 6-8

—

1909

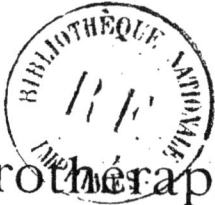

Sérothérapie

Antituberculeuse

ÉTAT ACTUEL

DE LA

Sérothérapie Antituberculeuse

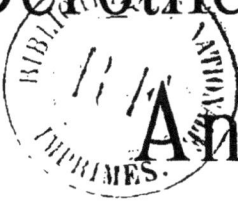

PAR

Garbis TABAKIAN

Docteur en Médecine

COUHÉ-VÉRAC (VIENNE)

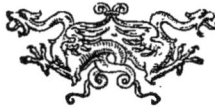

POITIERS

SOCIÉTÉ FRANÇAISE D'IMPRIMERIE ET DE LIBRAIRIE

(ANCIENNE LIBRAIRIE LECÈNE, OUDIN ET Cie)

6-8, rue Henri-Oudin, 6-8

—

1909

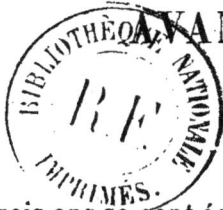

AVANT-PROPOS

Trois ans se sont écoulés depuis la publication de nos premiers travaux sur la sérothérapie antituberculeuse dans le traitement de la tuberculose humaine. Pendant cette période la méthode a subi quelques attaques ; j'ai dû ajouter au plan de cet ouvrage un chapitre pour répondre à ces critiques.

Il n'y a pas un sujet qui intéresse aussi vivement le praticien, et il n'y a pas un seul autre sujet qui ait suscité autant de recherches, soulevé autant de discussions, et même réveillé autant de prétentions. Les faillites complètes des méthodes lancées par des savants les plus illustres, accompagnées parfois d'une mise en scène jusque-là inconnue dans l'histoire des découvertes scientifiques, ont ébranlé à la racine même la confiance du monde médical.

Qui ne pourrait-on citer parmi les sommités qui proclament haut l'impuissance de la sérothérapie dans la tuberculose humaine ?

Aujourd'hui toutefois la question s'impose d'une façon plus complexe et par cela même d'une façon différente.

Une première évolution a été réalisée dans l'appli-

cation des sérums thérapeutiques en clinique. La règle
de l'application de ces sérums avait suivi jusque dans
ces temps derniers un principe qui nous paraissait inflexible. Autant l'infection était grave, autant la dose
du sérum injecté préventivement, et à plus forte raison
dans un but curatif, était élevée.

Il a fallu en revenir de cette règle pour deux motifs :
1° Certains sérums employés expérimentalement ont
été reconnus efficaces dans de faibles doses, nuisibles à
de hautes doses. Ce phénomène a même été observé
in vitro et désigné sous le nom de *paradoxal.* 2° Cliniquement le sérum de Chantemesse a eu à poser le même
principe dans la sérothérapie antityphique. Quelques
remarques analogues ont été faites par Rodet et Lagrifoul pour leur sérum antityphique.

J'ai suivi la même voie dans la sérothérapie antituberculeuse. Peu nous importe la quantité du
sérum à injecter à la fois, ce qu'il faut c'est réaliser
sans danger une opsonisation graduellement progressive. Il est probable que la bactériolyse de certains
éléments pathogènes constitue un danger que l'on doit
chercher à éviter. Ces précautions, indispensables avec
les phtisies toxiques, ne constituent pas une objection
fondamentale ; personne n'ignore aujourd hui que la
phtisie maligne n'est pas la première étape de la tuberculisation de notre espèce. C'est aux médecins d'appliquer plus tôt le traitement et de ne pas permettre à la
tuberculose des allures à dénouement fatal.

Une autre évolution, celle-ci toute nouvelle, et à laquelle mes efforts personnels apportent des pierres à
l'édifice, c'est l'application de la sérothérapie antitu-

berculeuse à des états pathologiques que l'on pourrait désigner en bloc sous le nom de tuberculoses atypiques.

Il n'y a pas longtemps encore que la tuberculose paraissait l'affection la mieux connue, le chapitre le mieux étudié de la pathologie. La tuberculose était la maladie à nodules et à tubercules, et une foule d'états pathologiques où l'infection bacillaire restait l'unique agent pathogène nous semblaient n'avoir aucune relation avec la tuberculose.

L'Ecole lyonnaise en a donné le signal d'alarme, et quoique nombre d'états morbides restent encore à discuter quant à leur étiologie, bien d'autres ont fini par entrer dans le cadre de la tuberculose.

La tuberculose n'est pas seulement la maladie à nodules et à tubercules, elle produit aussi, comme d'autres infections, des inflammations banales et chroniquement la sclérose des organes.

Des convictions cliniques, appuyées des preuves expérimentales, parfois des preuves anatomo-pathologiques, mes recherches, les premières dans cette voie, apportent des preuves thérapeutiques éclatantes du bien fondé de la thèse de Poncet et Leriche. L'étroit cadre que les classiques avaient tracé de la tuberculose avait besoin d'être élargi, et l'étendue de ces manifestations pathologiques acquises désormais à la tuberculose est telle que la tuberculose occupe la plus vaste place dans la pathologie humaine.

Certes, jusqu'ici cette évolution dans la pathologie de la tuberculose n'a pas paru être saisissante, parce que la thérapeutique n'a pu en tirer aucun bénéfice, mais l'application du sérum antituberculeux à ces tuberculoses atypiques ajoute à l'intérêt scientifique simple de ces recherches de la pathologie et des analyses cliniques subtiles une beauté d'autant plus grande et un attrait d'autant plus palpitant qu'elle se présente avec une valeur curative indiscutable et concourt à soulager nombre de misères humaines.

Ces faits constituent même un tel progrès en thérapeutique qu'ils ne peuvent pas rester sans être exposés au monde scientifique. Si la thérapeutique n'est que la synthèse et la conclusion de la médecine, l'application de la sérothérapie antituberculeuse à ces tuberculoses atypiques, devant l'évolution nouvelle de la pathologie de la tuberculose, devient la conséquence la plus logique de notre manière de comprendre cette évolution. Et c'est une thérapeutique puissante, impressionnante même qui permet au médecin d'assister avec une sorte de fierté à des transformations rapides où on semble commander les processus de la guérison et qui n'a rien de semblable avec la thérapeutique classique toujours pauvre et entraîne ses incertitudes, très heureux encore si elle ne vient pas précipiter la catastrophe finale.

J'ai voulu dans ce volume restreint apporter les preuves de cette nouvelle thérapeutique antituberculeuse. Si celles-ci restent encore incomplètes il ne faut pas oublier que l'originalité de la conception rencontre dans certains milieux des obstacles continuels et même des difficultés insurmontables ; la tâche accomplie ne reste pas moins précieuse par les résultats thérapeutiques et que nous avons tous le plus à cœur.

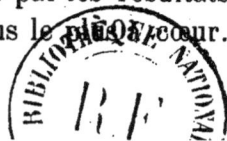

Sérothérapie

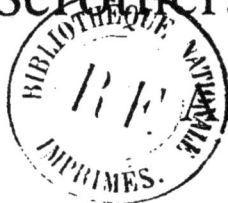

Antituberculeuse

Un sujet discrédité ne mérite pas moins d'être repris si on y apporte des faits nouveaux pour mieux discuter le problème.

Depuis l'application des sérums préparés à la thérapeutique et la découverte de la première tuberculine de Koch, deux voies ont été suivies et essayées même sur une vaste échelle dans le traitement spécifique de la tuberculose. Les uns ont cherché la solution du problème, la guérison de la tuberculose par les injections des produits de cultures de bacilles de Koch. Cette voie tour à tour a été rejetée et reprise, et quoiqu'elle semble jouir encore d'une certaine vogue et paraisse donner des résultats dans les mains des cliniciens étrangers, elle ne semble pas être appelée à un grand avenir, les faits restant isolés, et surtout la difficulté de l'application en faisant une méthode très délicate à manier. L'autre voie, sérothérapie antituberculeuse, plus facile à appliquer et moins dangereuse, a traversé des phases critiques.

Certains auteurs ont prétendu que les sérums antituberculeux sont antitoxiques, mais ne sont pas antiinfectieux.

Denys de Louvain a prétendu entre autres que les sérums antituberculeux ne contiennent pas des anticorps en quantité suffisante pour susciter des effets thérapeutiques. Je ne sais combien est grande la valeur d'une opinion pareille ; si on prend en considération que les doses thérapeutiques du bouillon filtré sont parfois un millionième de milligramme, on ne comprend pas pourquoi un animal entraîné à des doses incomparablement plus élevées de cette toxine ne pourrait pas fournir, dans un volume même restreint de son sérum, une quantité d'anticorps égale à celle fournie par un millionième de milligramme du même bouillon filtré.

Des savants très distingués, comme Bacelli et Bouchard, ont conclu à l'inefficacité de la sérothérapie antituberculeuse basée sur ses échecs en clinique ; malgré ces conclusions et ces objections, tant expérimentales que cliniques, les recherches n'ont fait qu'augmenter jusqu'à ces temps derniers, chaque expérimentateur, avec plus ou moins d'ingéniosité, la plupart du temps en modifiant les toxines, présentant un nouveau sérum avec à son appui des observations favorables. On peut même dire que petit à petit la sérothérapie se substitue à la toxinothérapie et à la bactériothérapie qui, très délicates à manier, ne sont pas moins prônées par des praticiens bactériologistes et des cliniciens illustres surtout à l'étranger.

Ces faits, qui paraissent isolés, méritent l'attention du public médical ; c'est ce que je tiens à relever ici. Quelle est la valeur de la sérothérapie antituberculeuse ou, en d'autres termes, quel est l'état actuel de la sérothérapie antituberculeuse ?

Il va sans dire que je ne tiens pas à passer en revue tous les sérums réputés antituberculeux ; il ne sera pas fait mention de ceux qui du sérum n'ont que le nom, des solutions salines médicamenteuses ou minérales comme celui de Cugulière ou de quelques praticiens isolés, ceux qui ne coagulent pas à la chaleur ou bien n'ont pas été expérimentés ailleurs que dans les laboratoires sur des animaux, et enfin ceux dont les auteurs ont gardé avec une jalousie mal comprise le mode de préparation.

A l'heure actuelle, nous ne connaissons qu'une seule méthode de préparation des sérums thérapeutiques : l'injection des toxines aux animaux fournisseurs de sérum.

Dans cette voie, qui reste la seule, après la découverte de la tuberculine et les hécatombes occasionnées par son emploi intempestif, les premières recherches de la sérothérapie, intitulées méthode du docteur Niemann, ont été entreprises à Lyon, par M. Mérieux, sur plus de quarante chèvres. Le sérum appliqué au traitement de la tuberculose expérimentale chez les cobayes ne donna aucun résultat appréciable, et cela de l'avis même de M. Mérieux.

Vinrent ensuite les expériences de Maragliano qui compliqua la préparation des toxines ayant pour but la conservation de certains principes toxiques dans leur intégrité, les sécrétions des bacilles qu'il appela des *toxalbumines* pour les différencier ensuite des principes toxiques solubles dans la glycérine, l'extrait glycériné des corps bacillaires qu'il désigne par la dénomination de *protéines*. Cette ingéniosité dans la préparation des toxines sur laquelle Maragliano fondait l'espoir d'obtenir un sérum antituberculeux ne présente pas aujourd'hui, même au point de vue théorique, une nécessité tant soit peu indispensable pour obtenir des antitoxines.

Prétendre que les toxalbumines sont détruites est une opinion basée sur la toxicité inférieure de la lymphe de Koch sur celles des sécrétions filtrées à froid ; mais ceci ne veut point dire que ce changement est fondamental, du moins en ce qui concerne le but à poursuivre ; on sait aujourd'hui que les toxines non toxiques, les toxones, peuvent fournir des antitoxines au même titre que les toxines ayant conservé toute leur toxicité ; on est obligé d'en conclure que la fonction toxique de la toxine n'intervient pas toujours dans la récolte des antitoxines, et la grande importance que Maragliano attache à la conservation de cette toxicité ne présente pas une supériorité, un avantage réel.

Cette préparation des toxines a été toujours le point important pour les expérimentateurs. A ce sujet, le plus bel exemple de conception presque mystique chez un homme d'une grande valeur scientifique nous est fourni par le sérum de Marmorek. Celui-ci s'imagina que les échecs de la sérothérapie antituberculeuse étaient dus à ce que nous ne possédons pas la véritable toxine du bacille de Koch, que les véritables toxines du bacille ne sont point celles qui sont formées dans nos cultures (1) ; de cette complication, Marmorek, en cherchant la solution, a cru obtenir la véritable toxine en faisant ses cultures dans un milieu du sérum de veau leucotoxique pour le cobaye ; à cette fantaisie il ajouta celle d'un autre milieu nouveau, l'extrait glycériné hépatique, et de la toxine ainsi préparée il pensa obtenir le sérum antituberculeux.

Tout cela est peu de chose pour le bacille de Koch, surtout si on réfléchit que même les *paratuberculines* ne diffèrent que peu des véritables *tuberculines*, que les milieux différents donnent des toxines plus abondantes ou plus ou moins toxiques, mais tout cela n'apporte pas une grande modification au problème.

La tuberculine de Marmorek vaut les autres tuberculines, et malgré l'ingéniosité de sa préparation, le sérum de Marmorek est un sérum qui ne diffère pas essentiellement du sérum de Maragliano. Que l'on apporte des observations favorables pour l'un ou l'autre, ce sont là des sérums

(1) La seule preuve scientifique que Marmorek a paru apporter à cette thèse est peut-être celle qui consiste dans des recherches sur la déviation du complément (Voyez *Presse médicale*, décembre 1908.) Mais il reste un peu trop affirmatif quand il prétend que ce n'est qu'avec son sérum que l'on a pu obtenir cette déviation.

antitoxiques qui contiennent des antituberculines. Leur
valeur est constante dans les états prétuberculeux et les
tuberculoses peu virulentes ayant une tendance manifeste
à la guérison.

C'est encore la même tendance, le même esprit qui
paraît avoir guidé Lupau dans la préparation de son sérum
antituberculeux ; il lava les bacilles à plusieurs reprises,
et avec cet extrait aqueux fit des injections aux chevaux
par la voie sanguine. Le sérum ainsi obtenu a produit des
améliorations considérables : 32 cas favorables ont été
enregistrés à son actif.

Vu la différence dans la préparation des toxines, celles
de Lupau, l'extrait aqueux des bacilles devant contenir
moins de principes actifs, on serait tenté de croire que son
sérum devrait être moins curatif ; nous venons de voir
qu'il n'a pas été sans donner des résultats sérieux. Il y
a lieu de croire que la voie choisie par cet auteur, la voie
sanguine, n'est pas étrangère dans l'efficacité de récolter
un sérum plus actif.

On sait aujourd'hui combien le milieu sanguin est plus
bactéricide que le tissu cellulaire sous-cutané. Mes expériences, qui datent de cinq ans, me permettent de déclarer
qu'en utilisant cette voie, on obtient un sérum beaucoup
plus riche en anticorps, et partant beaucoup plus curateur.
Des assertions analogues ont été soutenues d'ailleurs depuis
pour d'autres sérums, et dans bien des travaux originaux
Wassermann a démontré combien la récolte des antitoxines dans le plasma sanguin était beaucoup plus
abondante selon que l'on choisissait pour les injections
des toxines la voie sanguine au lieu de la voie sous-cutanée.

Cette règle constante étant un point bien établi, c'est
avec un légitime espoir que l'on doit s'attacher à préciser
quelle peut être la valeur en clinique du sérum préparé
en se servant de la voie sanguine pour l'immunisation de
l'animal avec les toxines complexes du bacille de Koch et

non pas seulement avec l'extrait aqueux de ces bacilles, comme fit Lupau. Plus de 3.000 malades ont été soignés avec un sérum ainsi préparé chez les lapins par l'extrait glycériné des corps bacillaires. Les observations bien suivies me permettent de présenter une étude complète de cette méthode et qui éclaire d'un jour nouveau la question de la sérothérapie antituberculeuse.

Je tiens d'abord à relever combien le principe anti-toxique, sur lequel sont basés les sérums thérapeutiques en général, présente aussi en matière de tuberculose la même valeur curative.

Après la connaissance des antitoxines dans les sérums thérapeutiques et leur action curative dans l'organisme infecté, révélée avec la découverte de l'antipyocyanine par Ransom, l'élève d'Erhlich, et la constatation que le sérum antipyocyanique était en même temps antiinfectieux, cette notion ne tarda pas à se généraliser, surtout par la découverte des sérums antidiphtérique, antitétanique, tous basés sur le principe antitoxique ; on s'attacha surtout à découvrir sur le même pied, obéissant au même courant, une antituberculine, un sérum anti-tuberculeux.

De tous les expérimentateurs, ce fut Maragliano qui le premier annonça une antituberculine. Son sérum, injecté en même temps qu'une dose mortelle de huit centimètres cubes de tuberculine, chez le cobaye, le préserve de l'intoxication. Kitasato en promit une autre, Arloing annonça la même découverte, une antituberculine qui neutralise *in vitro* l'action toxique de la tuberculine. Il est plus que probable que le sérum de Marmorek n'est point dépourvu du même principe, mais les résultats thérapeutiques restèrent toujours peu brillants, et c'est devant ces échecs qu'en 1905, au congrès international de la tuberculose, Behring s'est cru en droit de déclarer qu'en matière de tuberculose le principe curateur est différent du principe antitoxique.

C'est là un exemple encore qui démontre que les bagages scientifiques, même formidables, d'un savant ne sont pas une garantie de l'exactitude de son opinion.

Il est entendu aujourd'hui plus que jamais qu'il y a un principe *antitoxique* et un principe *antiinfectieux* non seulement en matière de tuberculose, mais dans toutes les infections. Un élève du professeur Denys immunise un cheval avec les seuls bacilles de Loëffler. Son sérum vaccine le chien à la dose de 1 milligramme et même 1 décimilligramme contre l'infection diphtérique. Un autre cheval est immunisé avec les toxines seules (méthode Roux). Son sérum est puissamment antitoxique, et c'est celui-ci que nous servons dans la thérapeutique contre la diphtérie. C'est un sérum antitoxique encore que nous employons contre l'infection tétanique, contre la peste. Pourquoi nos sérums antituberculineux ne donnent-ils pas proportionnellement autant de résultats en clinique que les sérums antitoxiques dans d'autres infections ?

Avant de conclure que le principe antitoxique est différent, en matière de tuberculose, du principe curateur, il faudrait se demander : possédons-nous des antituberculines au même titre que des antipyocyanines, des antidiphérinines et les antitoxines des différentes autres toxines, comme celles du tétanos, du bacille pesteux, etc ?

Comment alors, en vertu de quel principe, le bouillon filtré des bacilles de Koch, les véritables toxines des bacilles tant expérimentalement que sur le terrain de la clinique, procurent-ils des guérisons, comme cela ressort des travaux de l'école de Louvain ?

C'est que, très probablement, nos antituberculines ne sont pas des antitoxines puissantes.

Les auteurs qui lancent des antituberculines s'appuient sur le seul fait de la neutralisation de l'effet toxique de la tuberculine ; cet effet est peut-être celui qui se dégage le premier pendant l'élaboration des antitoxines, mais les effets physiologiques de la tuberculine, l'accélération du pouls, la vaso-dilatation qui caractérisent surtout la tuberculine, personne ne fait de cas de les chercher dans son antitoxine.

Nous ne savons pas par quelles phases une molécule complexe de toxine, une toxalbumine, se transforme en son antitoxine ; il est possible que quand cette transformation n'est pas complète on obtienne la fonction antitoxique seule, sans pour cela obtenir une antitoxine qui présente physiologiquement le contre-pied de la toxine employée. Comme ces transformations des toxines sont plus profondes, plus complètes par la voie sanguine que par la voie sous-cutanée, et comme la plupart des expériences sont faites par cette dernière voie, on ne doit pas considérer comme minime cette différence dans l'intensité des réactions incomparablement plus grande par la voie sanguine que par la voie sous-cutanée.

On ne doit pas ·accepter les conclusions de certains auteurs sur la récolte de leur antituberculine comme définitive, et voici pourquoi.

A) *Au point de vue expérimental.* Voici un cobaye neuf, lequel est préservé de l'intoxication d'une dose mortelle de tuberculine de 8 centimètres cubes par l'injection simultanée de 2 centimètres cubes du sérum de Maragliano. Cela est peu de chose, et malgré la profonde admiration que je professe pour le savant de Gênes, je ne suis pas du tout convaincu, à la fin de cette expérience, que toute ma tuberculine a été neutralisée physiologiquement. Une telle conclusion serait d'ailleurs fantaisiste ; cette expérience ne peut servir que très grossièrement à mesurer le pouvoir antitoxique du sérum de Maragaliano.

Quant à cette autre expérience du même auteur qui consiste à éviter la mort chez le cobaye tuberculeux, qui succombe, dit-on, à 1/2 centimètre cube de la tuberculine de Koch et qui s'en serait préservé par 2 centimètres cubes du sérum, on peut faire la même objection : ce sont là des doses très considérables rapportées à notre espèce, infiniment plus sensible à la tuberculine que le cobaye.

Le cobaye non seulement supporte des doses énormes de tuberculine, plus fortes que celles qui sont indiquées par Maragliano, mais en plus il y a une différence notable d'un individu à l'autre.

J'ai suivi la même voie pour comparer le pouvoir anti-toxique du sérum préparé par la méthode que je préconise depuis plus de cinq ans. Chez les cobayes tuberculeux qui succombent à 1/2 centimètre cube de tuberculine, l'injection de 1/4 de centimètre cube de sérum a été suivie ou d'une réaction très considérable, une véritable inflammation autour des ganglions tuberculeux dont le volume augmentait de 4 ou 5 fois, réaction allant parfois à une infiltration œdémateuse et chaude de toute la paroi du ventre suivie de large nécrose, et dans tous ces cas les animaux survivaient, ou bien, et cela a eu toujours lieu quand la tuberculisation de l'animal était très généralisée, il n'y avait alors aucune réaction, et les animaux succombaient tous sans exception. Chez les cobayes tuberculisés depuis 4 semaines, la dose du sérum nécessaire pour éviter la mort était même de 1/10 de centimètre cube, tandis que tous les témoins succombaient inévitablement.

Ces détails ont leur importance : je ne tiens pas, pour le moment, à conclure que le sérum préparé par cette méthode est beaucoup plus antitoxique que le sérum de Maragliano, quoique les faits permettraient cette conclusion ; j'ai hâte de dire seulement qu'*un cobaye tuberculeux ne peut pas survivre à l'injection d'une dose mortelle de tuberculine sans réagir contre cette injection*, et en règle générale cette réaction est d'autant plus intense que la tuberculisation est plus avancée et que la dose de tuberculine se rapproche plus sûrement d'une dose mortelle ; conséquemment, la dose de sérum injectée simultanément est plus grande. On conçoit sans peine que dans de telles conditions il faut admettre une limite, laquelle ne saurait être dépassée pour provoquer ces réactions. A la notion de cette limite il faut ajouter celle du coefficient de la sensibilité de l'animal à la tuberculine et le rapport du coefficient de cette sensibilité avec le pouvoir antitoxique du sérum.

Il ne faut donc point s'imaginer que le pouvoir anti-toxique du sérum sur l'intoxication. de l'organisme est comparable à la neutralisation d'un milieu acide par les alcalins. De telles antituberculines n'existent pas, du moins elles n'existent pas pour l'animal infecté, et il ne faut pas songer à posséder une telle antituberculine parce que la tuberculine dont il s'agit dans toutes ces expériences est la première tuberculine de Koch, laquelle est un mélange de différentes substances toxiques A l'étherine et à la chloro-formine caséifiante et sclérosante il faut ajouter l'ectasine, contenue surtout dans les corps bacillaires, sans compter les produits de sécrétion des bacilles ; on ne peut même pas concevoir une antituberculine comme on conçoit les différentes antitoxines.

Les conclusions des auteurs sur les différentes anti-tuberculines conduisent donc à des confusions ; surtout au point de vue expérimental elles n'ont aucune valeur.

B) *Au point de vue clinique*, les antituberculines lancées pour telles laissent beaucoup à désirer ; impossible de vérifier leur effet sur l'action toxique immédiate de la tu-berculine, elles sont sans effet sur les manifestations toxi-ques physiologiques de l'organisme, elles ne sont pas anti-ectasiques et ne diminuent pas la fréquence du pouls dans l'organisme intoxiqué.

Il n'en est pas de même avec le sérum actuel.

1° Le sérum, à l'encontre de la tuberculine qui produit la *vaso-dilatation* accompagnée de la *fréquence du pouls*, produit une *vaso-constriction* et une *diminution notable de la fréquence du pouls*.

Voici quelques observations :

X..., âgée de 27 ans, soignée pour phtisie par le Dr Brotier, de Villefagnan, et le Dr Biraud, de Poitiers, suite de pleurésie tuberculeuse. Matité à gauche en avant et en arrière, crépitants sous l'aisselle, râles, frottements au sommet, température 37°4 maximum pouls, oscille entre 110-120 au repos.

Inj. sér. le 25 oct.	à 3 heures	pouls	120	temp.	37°2
—	à 8 heures	—	80	—	37°2
Inj. sér. le 29 oct.	à midi	—	80	—	36.6
—	à 4 h.	—	60	—	37°5
—	à 6 h.	—	70	—	37°2
Inj. sér. le 3 nov.	à midi	—	100	—	37°
—	à 2 h.	—	65	—	37°5
—	à 5 h.	—	75	—	37°
—	à 8 h.	—	80	—	37°8

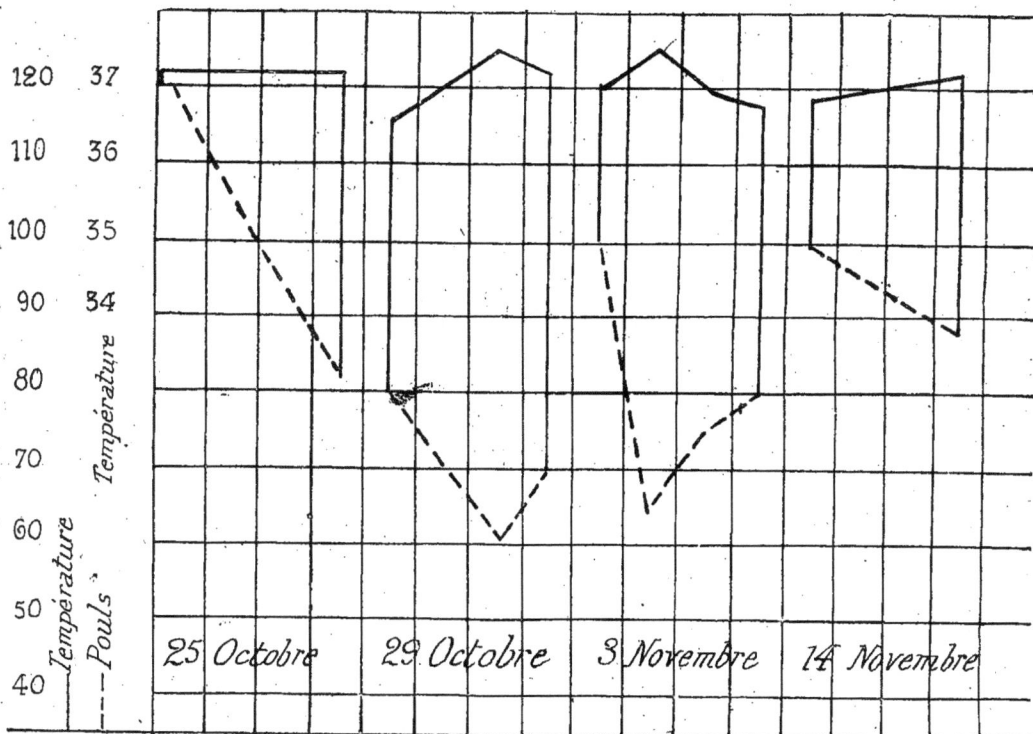

Inj. sér. le 14 nov. à midi pouls 100 temp. 36°9

— à 7 h. — 88 — 372

Guérison depuis constatée aussi par le Dʳ Biraud.

Agé de 35 ans. Soigné par le Dʳ Chabrier, d'Availles, tuberculose forme hémoptoïque, pouls oscillant entre 80-85.

Inj. sér. le 4 nov. à 10 h. pouls 80 temp. 37°

— à 11 h. — 60 — 37°5

— à 1 h. — 60 — 37°5

— à 8 h. — 55 — 38°

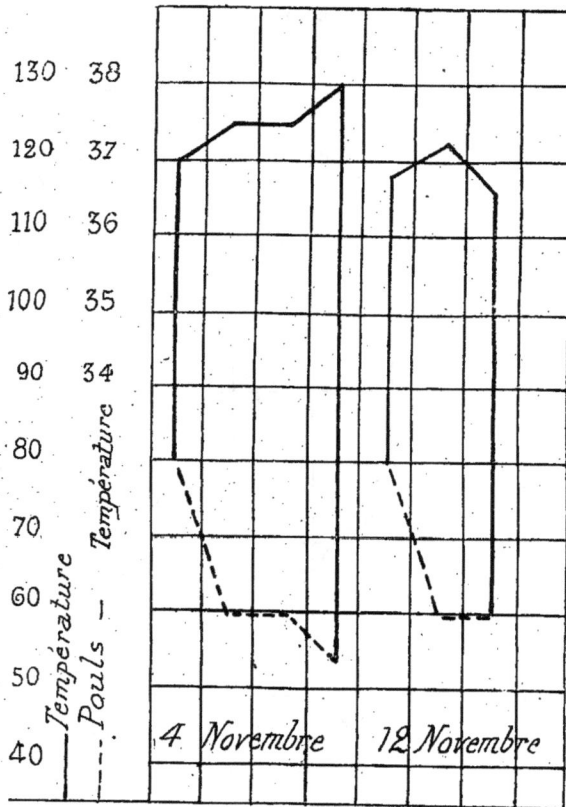

Inj. sér. le 12 nov. à 2 h. pouls 80 temp. 36°8

— à 4 h. — 60 — 37°2

— à 6 h. — 60 — 36°6

Guérison depuis avec augmentation de 10 kilos dans 40 jours.

Agé de 25 ans, pas de service militaire, diminution du murmure vésiculaire à gauche au sommet, en même temps matité, adynamie, toux sèche rare.

Inj. sér. le 11 juin à midi pouls 95 temp. 37°

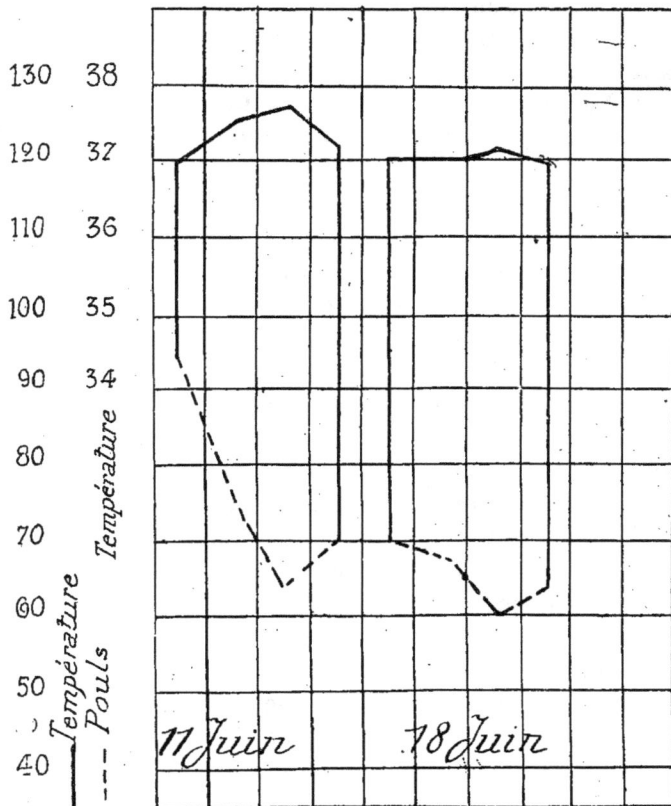

— à 2 h. -- 76 — 37°5

Inj. sér. le 11 juin à 4 h. pouls 64 temp. 37°7
      —   à 6 h.   — 70   —   37°2
Inj. sér. le 18 juin à midi pouls 70 temp. 37°
             à 2 h.   — 68   —   37°
             à 4 h.   — 60   —   37°5
             à 6 h.   — 64   —   37°

Un mois après le malade gagne 5 kilos, depuis s'engraisse davantage, reprend le travail, à l'auscultation aucun signe anormal, pas de matité ni diminution du murmure vésiculaire, ne tousse ni ne crache.

Je ne tiens pas à multiplier les observations, c'est là un fait constant ; cette dissociation du pouls et de la température ne s'en va pas sans une vaso-constriction énergique ; le sérum se présente donc en clinique comme une antituberculine énergique, une véritable *antiectasine*.

2° Le sérum, à l'encontre de la tuberculine qui *provoque* des *hémoptysies*, *arrête* les *hémoptysies et* est *antihémoptoïque.*

L'action *antiectasique* du sérum devrait déjà plaider en faveur de son action *antihémoptoïque* ; mais ces temps derniers nos conceptions sur les causes et le mécanisme de l'hémoptysie ont beaucoup changé. Quelques auteurs sont allés affirmer que l'hémoptysie était due à une hypertension sanguine, un auteur a même publié une brochure à ce sujet avec plusieurs observations à l'appui de cette manière de voir, et la conclusion thérapeutique remarquable pour le traitement des hémoptysies par des agents qui produisent une dépression de cette pression sanguine.

Vraiment un fait remarquable, parfois, pendant l'hémoptysie, c'est la diminution de la fréquence du pouls ; ce fait est même si régulier chez certains hémoptoïques que l'on peut prédire chez eux le jour, sinon le moment, d'une hémoptysie qui s'annonce prochaine.

Mais en supposant même que ce fait serait constant, ce qui est loin d'être la règle, il ne faut point tout de suite en conclure à une relation de cause à effet.

D'ailleurs des considérations d'ordre bio-mécanique nous prouvent que l'augmentation de la pression sanguine, du moins dans des limites telles qu'on la rencontre en clinique, ne peut à elle seule se manifester par une irruption à travers les vaisseaux.

Cette pression est déjà énorme à l'état normal ; comme le fait remarquer Leduc, si on calcule exactement, la pression sanguine atteint et dépasse même 7 atmosphères et demie ; avec une pression pareille, tous les vaisseaux ne devraient-ils pas éclater ? C'est qu'en effet, comme tous les solvants, le liquide sanguin oppose une section d'autant plus grande aux mouvements de la masse que cette masse est plus divisée, et cette résistance devient énorme par la division moléculaire. Les rapports sont donc très étroits entre l'intégrité moléculaire du liquide sanguin et la pression sanguine, et les altérations de ce liquide, les variations cryoscopiques, les variations de la concentration moléculaire augmentent ou diminuent les tendances aux hémorrhagies.

D'autre part, l'étude de la formule leucocytaire du sang hémoptoïque plaide aussi en ce sens. Un fait remarquable et qui m'a paru constant, c'est l'absence totale d'éosinophilie dans le sang de l'hémoptysie ; ces cellules ne commencent à apparaître avec la même constance que vers le déclin de l'hémoptysie, quand les crachats sont à peine sanglants.

Cette altération dans la formule leucocytaire n'indique-t-elle pas suffisamment une altération profonde biologique de toute la masse sanguine ?

La tuberculose d'ailleurs, parmi les maladies, ne tient pas le privilège d'occasionner des irruptions sanguines à travers les vaisseaux. L'hémophilie des adolescents est essentiellement liée à une altération sanguine, et est un signe précurseur des phtisies hémoptoïques ; les hémorrhagies par insuffisance hépatique reconnaissent la même cause, et n'en est-il pas de même du mal de Bright allant jusqu'à l'épistaxis mortelle ? L'hypertension passagère chez les tuberculeux est une question qui mérite d'être étudiée, mais cette hypertension à elle seule n'est pas plus capable d'occasionner des hémoptysies que l'hypertension des néphritiques scléreux n'occasionne à elle seule les hémorrhagies conjonctivales, rétiniennes ou nasales. Tout cela ne s'en va pas sans une intoxication profonde sanguine, et celle-ci reste la cause même des hémoptysies.

Ce n'est qu'un pis aller que de chercher à diminuer cette pression sanguine, cela peut certainement donner parfois des résultats, mais c'est faire erreur que d'en conclure que cette hypertension est la cause même de l'hémoptysie. — Il faut donc chercher à faire mieux, à désintoxiquer l'organisme, parce que l'hémoptysie tient essentiellement d'une intoxication sanguine, la preuve en est qu'elle ne se reproduit plus après les injections de sérum, et cela malgré une forte hypertension avec un pouls vibrant, et diminué de fréquence jusqu'à la limite d'une bradycardie considérable.

Le lecteur croirait qu'il y a peut-être là matière à discussion ; bien au contraire, cette action antihémoptéique du sérum est si nette, si constante dans tous les cas d'hémoptysie du début, qu'elle seule mérite l'attention de tous les phtisiologues.

En voici quelques observations.

OBSERVATION I

Rapportée par le Dr Tabakian et Archarouni.

P..., 24 ans, en janvier 1904 hémoptysies légères tous les soirs. Traitement. Phosphotal en lavement, ergotine, ipéca à dose fractionnée, résultat nul. L'état du malade s'empire, les crachats sont sanguinolents d'une façon continuelle ; tous les soirs il est pris d'une hémoptysie et remplit une assiette de soupe de sang vif spumeux ; fièvre, sueur nocturne, amaigrissement rapide. Les pommettes deviennent saillantes, les cheveux ternes, les yeux s'enfoncent, signes à l'auscultation, diminution du murmure vésiculaire, sur grande étendue au sommet à D ; rarement râles muqueux.

Devant le phénomène inquiétant de cette hémoptysie, le traitement symptomatique est poussé à fond ; les injections d'ergotine Yvon ne font que retarder l'heure des hémoptysies, celles-ci se produisent toujours, le malade crache toujours rouge.

Vers le 15 février, après un mois et demi d'hémoptysie sans fin, sans trêve, rebelle à tout traitement symptomatique, on se décide à faire une injection du sérum. A partir de ce jour même, pas d'hémoptysie. Celle-ci recommence 6 jours après ; nouvelle injection, laquelle est répétée ensuite tous les 6 jours.

Le 15 avril, état très satisfaisant, ne tousse ni ne crache, a gagné 5 kilos.

Le 15 juin. Augmenté de 15 kilos, reprend son métier dur de garçon maréchal, et malgré quelques excès alcooliques, depuis 5 ans, aucune rechute. Sa guérison doit être considérée comme radicale.

———

OBSERVATION II.

Rapportée par le Dr Roux, de Niort.

Jeune homme, facteur, première hémoptysie en 1903, depuis quelques hémoptysies abondantes de temps en temps. Hiver 1905 nouvelles hémoptysies qui ne cèdent ni à l'ergotine ni à l'ipéca, ni même au sérum gélatiné. Les injections massives de ce dernier produisent une diminution, mais les hémoptysies ne disparaissent jamais et récidivent très souvent, toujours avec les mêmes allures inquiétantes.

Auscultation. — Gros craquements secs à D. en avant et en arrière, fièvre aux confins de 38°, amaigrissement, sueurs nocturnes ; un ganglion tuberculeux au cou, sous la mâchoire, gros comme une noix et fluctuant. Soigné par les injections du sérum, les hémoptysies cèdent très rapidement ; quelques alertes de temps en temps, qui cèdent elles aussi très rapidement aux injections du sérum. En l'été 1906, guérison ; il reprend son métier de facteur ; à l'auscultation aucun signe anormal.

OBSERVATION III

Rapportée par le Dr Faivre, professeur de clinique médicale à l'Hôtel-Dieu de Poitiers.

Service Pavillon. Homme de 45 ans. Phtisie ulcéreuse chronique très avancée, compliquée de pneumothorax. Hémoptysie en novembre 1905, qui dure depuis 4 à 5 semaines ; rebelle à tout traitement. Une injection de sérum est faite, à partir de laquelle pas d'hémoptysie. Le malade succombe plus tard au progrès de son mal.

OBSERVATION IV

Rapportée par le Dr de Lafond, à Mauprevoir (Vienne).

18 septembre 1906.

J'ai en ce moment un jeune client atteint d'hémoptysie. Je viens de le voir avec le Dr Chabrier, d'Availles. Ce serait un cas justiciable des injections de votre sérum. Veuillez envoyer une ampoule.

25 septembre 1906.

J'ai injecté mon hémoptoïque hier seulement. Voici son observation.

Depuis dimanche 16 dans la nuit, hémoptysie très abondante ; traitement jusqu'au 24 courant. Ergotine, potion à l'adrénaline, dionine, limonade sulfurique, extrait thébaïque.

Malgré cela les hémoptysies se répètent 2 à 3 fois par jour.

Hier le 24 au matin, nouvelle hémoptysie assez abondante. A 11 heures j'injecte 2/10 de centimètre cube, dans l'après-midi petit malaise, courbature ; mais jusqu'à ce matin 11 heures, où j'ai vu le malade, *il n'a pas eu d'autres hémoptysies.*

20 octobre 1906.

Il n'a plus eu d'hémoptysie. J'ai fait une seconde injection il y a 15 jours environ.

L'appétit est bon ; pas de sueur nocturne, comme cela était avant les injections, et plus de signe à l'auscultation. En somme, résultat des plus palpables et des meilleurs.

OBSERVATION V

Rapportée par le Dr Chabrier, à Availles (Vienne).

R..., âgé de 24 ans.

Mère atteinte d'une bronchite tuberculeuse. Après de longues années de traitement, est très améliorée et mène la rude vie d'une vaillante fermière. Sœur morte de la tuberculose à 18 ans. Père valide, pas d'autres frères.

Le 24 octobre 1905, après une bronchite, mis en réforme temporaire au 125e de ligne. A l'examen, le poumon droit est garni de râles humides sur toute la hauteur. Le gauche indemne ; amélioration jusqu'au 17 février 1906. Ce jour une hémoptysie d'un litre, le 18 nouvelle hémoptysie de 60 centilitres ; le 19 autre hémoptysie de 30 centilitres, crachats sanglants le 20, le 21 et le 22. Le 23 nouvelle hémoptysie de 25 centilitres, crachats sanglants encore pendant 5 à 6 jours ; le poumon droit reste encombré de râles secs pendant un mois.

Dans cet état le 27 mars, sur mon conseil, le malade se rend près du Dr Tabakian. Après cinq injections du sérum le malade se présente à mon examen le 30 avril. Amélioration très considérable. Les râles humides sont remplacés par des râles secs, mais beaucoup moins nombreux ; un dixième des râles antérieurs au traitement persiste. Subit une injection du sérum le 30 mai.

Peu de toux, appétit meilleur, bonne apparence, le malade se croit guéri ; pendant 2 mois fauche les prés, moissonne les céréales, pèse 64 kilos.

Le 14 novembre fièvre 39°, frissons, hémoptysie 23 centilitres, râles sur toute la hauteur du poumon droit. Injection du sérum. Arrêt de l'hémoptysie après deux injections du sérum. Les râles diminuent considérablement après ce traitement. Le 27 décembre, hémoptysie de 15 centilitres environ ; même traitement ; arrêt de l'hémoptysie, qui ne s'est pas montrée depuis.

Le malade pèse 69 kilos, tousse peu, mais des râles secs persistent dans la fosse sus-épineuse droite et d'autres sous le sein droit. Dans les années 1907 et 1908, aucune rechute et état bien meilleur.

Je n'aurais pas été en peine de rapporter de très nombreuses autres observations où les injections du sérum faites en pleine hémoptysie ont eu un effet antihémoptoïque immédiat. J'ai tenu à en rapporter un petit nombre seulement, dont quelques-unes rebelles à tout traitement symptomatique et où l'action du sérum a été des plus nettes, des plus heureuses et des plus constantes. Cette action antihémoptoïque dans tous les cas d'hémoptysie fluxionnaire

ouvre une page nouvelle à la thérapeutique antibacillaire,
surtout dans certaines formes où le phtisique en angoisse,
dans de dramatiques hémoptysies, voit s'achever ses jours,
et ces formes ne sont ni les plus rares ni les plus bénignes.

Quel est le pouvoir antiinfectieux du sérum ? Que
devient la curabilité de la tuberculose avec son application à la thérapeutique ?

A) *Au point de vue expérimenta:*. — Les expériences
conduites à ce sujet ont été toutes tentées chez le cobaye.
— Il faut distinguer deux formes de tuberculose chez le
cobaye. Une première est la forme classique, celle qui est
produite par l'inoculation simple des bacilles en un
point du corps, inoculations sous-cutanée ou intrapéri-
tonéale.

Quand cette inoculation est faite à une patte postérieure,
la tuberculose procède par étapes, de ganglions en ganglions, et c'est assez tardivement que les tubercules en-
vahissent les viscères, les poumons, le foie, la rate, etc.
— Les injections du sérum dans cette forme de tuberculose expérimentale, commencée un mois après l'inoculation, permettent d'assister à des survies très considérables.
Ces survies dépendent du nombre des injections ; d'habitude, même prise dans la première semaine avec 5 à 6
injections de sérum, la guérison n'est jamais complète ;
toutefois, tandis que les témoins succombent dans des délais
normaux de 3 à 4 mois, les cobayes traités survivent d'une
année et plus. — Si les injections sont répétées souvent,
les tubercules se ratatinent et n'évoluent plus. Mais même
dans ces cas, après un état en apparence indemne, une
injection de tuberculine accélère à nouveau la marche
de la maladie, ce qui indique que la guérison n'est
presque jamais complète.

Ceux qui connaissent les vues et les expériences de
Rodet sur le rôle des ganglions dans la tuberculose, et
les essais de son élève Rimbaud de vacciner les animaux

par les produits de ganglions tuberculeux, croyant que c'est dans l'intérieur de ces amas lymphoïdes que les anticorps antituberculeux se forment, chercheraient à conclure que le sérum n'a aucune action antiinfectieuses, parce que la tuberculose ganglionnaire reste très difficile à guérir, cette tuberculose limitée aux organes qui sont les meilleurs défenseurs de l'organisme.

Les partisans de cette thèse sont obligés de reconnaître aujourd'hui que c'est par erreur que l'on a attribué aux ganglions lymphatiques un rôle aussi noble. Certes, parfois on a observé au sein des ganglions tuberculeux, surtout chez les lapins, une dégénérescence du bacille et un enkystement qui le met hors d'état de nuire ; dans un degré plus avancé cette évolution aboutit à créer des masses calcaires. Ces transformations seraient même la règle dans les mononucléaires de la rate de la gerbille. Le bacille s'entoure d'une ou de plusieurs couches réfringentes se constituant une enveloppe. Dégénéré ensuite, ne prenant plus que difficilement la coloration spécifique, le corps se diviserait ensuite et la cellule dépose sur l'enveloppe enkystant le bacille dégénéré des couches calcaires.

Il est à remarquer que si certaines espèces, comme la gerbille et surtout le crocodile, se défendent contre la tuberculose par les mononucléaires, chez d'autres espèces, chez le pigeon, cette lutte beaucoup plus intense contre les bacilles de la tuberculose humaine a lieu par les polynucléaires, les microphages.

Chez l'homme, en règle générale, la tuberculose ganglionnaire, quand elle s'arrête dans son évolution, souvent les ganglions sont le siège des périadénites, d'une inflammation aiguë, et cela seul suffit parfois à ralentir la marche de la tuberculose ganglionnaire ; ces réactions de périadénite jouent un rôle qui nous semble effacé ; ces réactions vives ne sont pas moins suivies d'une amélioration sensible. D'ailleurs, plus souvent, et c'est l'histoire des scrofuleux guéris, la tuberculose ganglionnaire s'abcède, suppure, et c'est aux dépens des cicatrices hideuses que les scrofuleux bien guéris voient leur résistance augmenter contre la tuberculose, qui chez eux n'évolue presque jamais en phtisie.

Le cobaye, follement prédisposé à la tuberculose, voit sa tuberculose ganglionnaire évoluer à froid sans aucune réaction, ce n'est pas une espèce à écrouelles, et l'infection ganglionnaire chez elle n'augmente point sa résistance à la tuberculose.

La lutte par les ganglions est une lutte illusoire ; pour que la défense se réalise, il faut une inflammation du ganglion tuberculeux. Les survies obtenues chez les cobayes, où parfois la marche de la tuberculose est complètement arrêtée, n'ont lieu qu'à la faveur de ces réactions. L'examen d'un ganglion tuberculeux fistulisé, devenu le siège d'une vive inflammation à la suite de l'injection de sérum, vient confirmer cette manière de voir. Dans les premières heures après l'injection, le ganglion se vascularise, les polynucléaires viennent englober les bacilles qui au centre du tubercule, dans le magma caséeux, sont extracellulaires ; dans leur intérieur, les bacilles se fragmentent, deviennent difficile à se colorer, prennent même la coloration complémentaire, et se colorent par l'éosine ; ces particularités démontrent qu'il se fait là une phagocytose intense ; 5 heures après l'injection la plupart de ces polynucléaires se chargent des granulations éosinophiles, et tandis que la lutte est poussée ainsi activement par les polynucléaires, on assiste à un phénomène curieux ; les cellules géantes bourrées de bacilles s'éclatent et sèment leur contenu partout. Dans les jours suivants, cette lutte se ralentit, le ganglion suppure et la réaction s'arrête dans les 3-4 jours. Mais si la réaction a été unique, la tuberculose reprend sa marche, mais déjà l'animal résiste mieux à la tuberculose et il présente une survie de plusieurs semaines. D'autres réactions ajoutent leur effet salutaire, et la tuberculose s'arrête et n'évolue plus chez le cobaye. Il se passe ici ce qui se passe chez les écrouelleux, mais d'une façon plus intense.

La deuxième forme de la tuberculose chez le cobaye est une forme différente et inconnue par les classiques. En cherchant la réaction de Marmorek chez le cobaye, cette réaction qui succède à l'injection simultanée de la tuberculine et à l'inoculation des bacilles, j'ai été appelé à constater un phénomène curieux. Quand l'injection de la tuberculine est faite à 2 centimètres du point de l'inoculation de bacilles, on assiste invariablement à la formation du tubercule au point de l'injection de tuberculine, et non pas au point d'inoculation de bacilles.

Ce tubercule a en plus une évolution toute différente, la peau s'ulcère ou plutôt se nécrose, des masses caséeuses s'accumulent, et il se forme une plaie caséeuse, tuberculose cutanée, un véritable tuberculum. Ce tuberculum progresse par voisinage, et bientôt toute la paroi du ventre est nécrosée. Quand la nécrose est déjà grande comme une pièce de 1 franc, l'injection du sérum produit ici des effets différents. Les bords atones de cette plaie se vascularisent, le fond livide et rempli du caséum se déterge et se colore en rose vif, et avec une rapidité extraordinaire, dans 24 heures, on assiste à la guérison complète du tuberculum. Au bout de 48 heures la peau est intacte et, chose fort curieuse, au bout de 4 à 5 jours des poils repoussent et il n'est plus possible de prétendre qu'il y eût une lésion quelconque, surtout tuberculeuse. La guérison est non seulement rapide, mais obtenue même 3 semaines après l'inoculation, complète, l'animal restant indemme de la tuberculose comme s'il n'avait point été inoculé.

Les réactions histologiques, dans ce cas, sont en tout analogues aux réactions observées dans les ganglions tuberculeux, avec cette différence que la vascularisation périphérique est plus complète, et l'intervention des microphages ne rencontre pas l'obstacle qui est constitué par la paroi avasculaire fibreuse du ganglion tuberculeux, où le bacille est plus à l'abri de l'attaque des microphages.

L'étude du mécanisme de guérison d'une lésion tuberculeuse démontre que le bacille peut dégénérer dans l'intérieur de la cellule géante, et disparaître même très probablement à la longue. Cette guérison est lente et elle n'est pas complète. Ce phénomène est, en somme, la calcification du tubercule. La guérison *ad integrum* d'une lésion tuberculeuse a lieu par l'intervention des microphages : les polynucléaires et les éosinophiles ; cette guérison est rapide et est complète. Le médecin qui applique la sérothérapie ne doit pas ignorer ces détails un peu particuliers à l'infection tuberculeuse. Les mêmes réactions histologiques s'observent chez l'homme ; toute lésion tuberculeuse est caractérisée par une formule leucocytaire, la rareté des polynucléaires et l'abondance des mononucléaires. Quand on intervient par la sérothérapie, cette formule est renversée. Abondance des polynucléaires, rareté des mononucléaires.

B) *Au point de vue clinique.* — Lorsque l'on parle d'un sérum antituberculeux, le praticien cherche immédiatement à contrôler son effet sur la phtisie. C'est là la localisation la plus fréquente, et l'immense majorité de nous pensent qu'elle est la plus grave de toutes et la plus difficile à combattre. Cette conclusion, tirée de la fréquence de la phtisie et de sa marche très souvent inexorable, nous semble d'autant plus logique que certains expérimentateurs, et non des moins en vue, comme Arloing, sont allés déclarer que le bacille de la phtisie était beaucoup plus virulent que celui de la tuberculose chirurgicale. L'opinion presque exclusive veut donc que le poumon soit, de tous les organes de l'économie, le moins résistant à l'infection bacillaire et le plus facile à tuberculiser.

Cette manière de voir n'est plus logique aujourd'hui, et c'est temps que cette erreur disparaisse à tout jamais de la pathologie si fouillée de la phtisie. Bien au contraire, le filtre pulmonaire, placé entre les 2 circulations sanguines, grande et petite, se présente dans la défense de l'organisme comme le *véritable cimetière des bacilles de Koch.*

Les exemples de phtisiques guéris en sont la preuve la plus éloquente. Voici un tuberculeux dont les crachats abondent de bacilles ; après quelques congestions pulmonaires pendant lesquelles vous diagnostiquez une aggravation, s'installe sournoisement une période de déclin, et voilà bientôt que les bacilles disparaissent des crachats. un tissu embryonnaire jeune prolifère autour des lésions tuberculeuses, évolue vers la sclérose, mais bien avant déjà la fièvre baisse, l'appétit revient, les forces réapparaissent. Ces évolutions, dont on rencontre des exemples dans la clientèle de chacun de nous, comment pourrions-nous les expliquer sans admettre cette défense si remarquable du tissu pulmonaire contre la tuberculose ? Pourquoi cela n'a t-il pas lieu avec les fistules tuberculeuses, osseuses ou autres, qui suppurent éternellement ? Dans la logique des choses, ces dernières ne devraient-elles pas guérir plus facilement, plus rapidement, puisque les bacilles de ces lésions sont moins virulents que ceux de la phtisie ?

Cela ne se comprend que parce que ces tissus ne présentent pas la possibilité de livrer aux bacilles cette lutte maximum du pouvoir bactéricide du sang le plus élevé de tous les tissus de l'économie, n'étant pas perméables à l'irrigation sanguine au même titre que le tissu pulmonaire. Ces fistules osseuses, souvent quand elles sont sur les membres, ne résistent plus à quelques applications de la bande d Esmarch, à la méthode de Bier qui réalise autour de ces lésions cette stase sanguine et les rend comparables au tissu pulmonaire.

On oublie un peu facilement, on néglige plutôt de se rendre compte, malgré toutes les études faites ces temps derniers, que la phtisie n'est point, il s'en faut de beaucoup, la seule manifestation de l'infection bacillaire du poumon.

Recevant tout apport bacillaire par les sous-muqueuses

de l'arbre respiratoire, des amygdales, des ganglions et par les voies digestives, il vient un moment où l'infection pulmonaire devient inévitable. A ces apports, quand ils sont partiels, les poumons réagissent, parfois même très bruyamment, et tout le cortège des maladies respiratoires se présente ; ce sont les bronchites aiguës qui chez les affaiblis dégénèrent facilement en bronchites chroniques ; c'est la bronchite chronique d'emblée, c'est l'asthme idiopathique et la grande partie des asthmes secondaires, d'autres fois des inflammations pleuropulmonaires, entrecoupées des broncho-pneumonies partielles, toutes manifestations bacillaires qui relèvent de la même pathogénie et sont beaucoup plus fréquentes que les phtisies classiques.

Et combien de fois ces manifestations, toutes des tuberculoses pulmonaires atténuées, ne précèdent-elles pas la phtisie sous toutes ses formes ? Certes, il vient un moment que la défense faiblit, très rarement peut-être d'emblée, mais très souvent après des atteintes partielles les bacilles constituent des tubercules d'abord discrets, ensuite agglomérés et dans une période plus avancée se forment des blocs caséeux. En ce moment, l'organisme est vaincu ; arrivé à cette période, le phtisique ne peut plus lutter, du moins d'une façon efficace, contre l'infection. C'est un cadavre vivant.

Voici donc toute une gamme de tuberculose pulmonaire des formes des plus atténuées, des bronchiteux chroniques, des bronchectasiques, des asthmatiques, jusqu'à la classique phtisie fibreuse d'une part et d'autre part avec une toxicité plus ou moins variable du follicule tuberculeux, produit de réaction *a minima*, jusqu'aux blocs caséeux où la mortification est d'emblée prononcée : on comprend qu'il devient difficile, sinon impossible, d'adopter une formule nette et de se déclarer compétent à fixer chez le phtisique le moment où celui-ci pourrait encore, sous l'influence d'un traitement spécifique, voir regresser ses lésions.

Il est inutile d'apporter des observations ni des statistiques, elles n'éclairent que d'une façon incomplète notre jugement sur la valeur d'une méthode, très heureux encore si elles ne viennent pas fausser tout notre raisonnement. C'est ainsi que l'on ne comprend pas des observations de guérisons sous l'épithète de phtisie aiguë par le sérum de Marmorek ; cela est possible, mais combien de fois ne prend-on pas les râles humides de simple congestion tant soit peu prolongée pour des lésions tuberculeuses ? Même s'il n'en est pas ainsi, malgré nos souhaits, il ne s'agit ici que des exceptions, nous ne savons pas quelle est la part du sérum dans cette guérison, et quelle est celle de l'organisme.

Pour la curabilité de la phtisie on doit s'en tenir à la règle générale énoncée ci-dessus : de la forme inflammatoire à la forme nécrosante, toute proportion gardée de l'étendue des lésions, il y a là toute une échelle de gravité progressive de la phtisie. Ce sont les formes inflamatoires qui sont les mieux influencées par la sérothérapie qui indiquent toujours une activité particulière de l'organisme, des formes que l'on peut appeler défendantes à côté de cette forme nécrosante où la défense est beaucoup plus faible et qui constitue la forme consentante.

Dans cette dernière forme, nécrosante d'emblée, on n'obtient pas moins de résultat, mais il faut agir à temps, avant l'apparition des râles humides, avec les premiers craquements humides et non pas quand ces râles sont devenus déjà bullaires ; arrivée à cette période, les résultats sont aléatoires.

La conclusion qui s'impose en clinique c'est qu'il y a des tuberculoses pulmonaires aussi atténuées que les tuberculoses chirurgicales les plus bénignes ; et il est très probable que cette atténuation est le résultat de la défense de l'organisme favorisée par la vascularisation abondante des poumons ; surtout que certaines formes de tuberculoses pulmonaires inflammatoires peuvent être considérées comme les formes les plus atténuées de toutes les localisations tuberculeuses. Quant au profit à tirer de la sérothérapie, *on doit se demander si le sérum préparé tel qu'il a été dit, peut guérir les lésions dûment constatées, aussi au début soit-on obligé de commencer le traitement ?* En d'autres termes, *étant donnée une lésion tuberculeuse n'ayant point encore produit des délabrements ni des troubles nutritifs profonds, peut-on et à coup sûr avec le sérum arriver à la guérir ?*

A cela je réponds par oui. Il s'agit d'abord d'être convaincu qu'un sérum antituberculeux est capable de changer de pile à face la marche insolante d'une lésion tuberculeuse ; il s'agit enfin de connaître sa valeur curative. Si pour cela les observations des phtisies ne sont pas concluantes, parce qu'elles sont difficiles à préciser, parce qu'elles guérissent parfois toutes seules, ou bien qu'elles présentent une évolution trop lente et permettent des survies très appréciables, qu'elles traînent enfin toute une vie même, et les malades n'en sont pas très incommodés, les observations de tuberculoses chirurgicales, à marche moins oscillante, à pronostic plus facile à préciser, les preuves plus tangibles à exposer par les photographies, peuvent fixer notre conviction et ne laissent point lieu aux critiques pour dégager une conclusion sur la valeur curative de la méthode.

Que l'on n'aille pas encore objecter que la tuberculose chirurgicale est moins virulente que la tuberculose pulmonaire, et que les observations de guérison de celle-là ne sont pas suffisantes à nous convaincre de l'efficacité de la méthode dans celle-ci. Il n'y a cependant pas deux façons de raisonner quand les observations viennent à l'appui de notre conviction. Les gens de bon sens admettent que des faits identiques parlent un même langage, et que s'ils nous disent oui quand il s'agit d'une tuberculose chirurgicale, ils ne peuvent pas exprimer non quand il s'agit de la tuberculose pulmonaire.

D'ailleurs c'est pour des motifs énoncés plus haut que je ne tiens pas à m'arrêter aux observations des phtisies soumises au traitement sérothérapique, et c'est pour présenter des preuves plus palpables qu'il me reste à rapporter quelques observations de tuberculoses chirurgicales.

OBSERVATION 1

Malade présentée à la Société des Sciences médicales de Poitiers, séance de novembre 1906.

Agée de 6 ans. En dessous de l'oreille droite se forme, en janvier 1906, un abcès gros comme un œuf ; incisé par un confrère, il donne issue à 1/4 de verre de pus. Dans la suite, malgré les lavages antiseptiques, se constitue une plaie atone fistuleuse qui rend du pus. Un ganglion mastoïdien de ce même côté est hypertrophié gros comme une noisette. Soigné ensuite pendant quatre mois par M. le Dr Malapert par des badigeonnages de teinture d'iode sans aucun résultat; en même temps l'état général s'altère et elle commence à tousser une toux sèche avec râles humides au sommet droit.

C'est dans cet état, le 24 août, que l'enfant est soumise aux injections du sérum.

Plaie étendue comme une pièce de 5 francs, couverte de nombreux orifices fistuleux séparés par des languettes de peau violacées. En dessous une surface indurée séparée nettement de la peau, laquelle se détache de cette induration profonde sur plus de 1 centimètre carré d'étendue. Petits grumeaux caséeux, pus liquide sale, plaie violacée atone sans trace aucune de bourgeonnement.

Recherche du bacille dans ce pus négative, inoculation au cobaye positive, formule leucocytaire de la région, pénurie des éosinophiles, lymphoïdes en grande quantité, p ıs de polynucléaires non plus. Une injection du sérum est faite sous la peau de la cuisse tous les 6 à 8 jours.

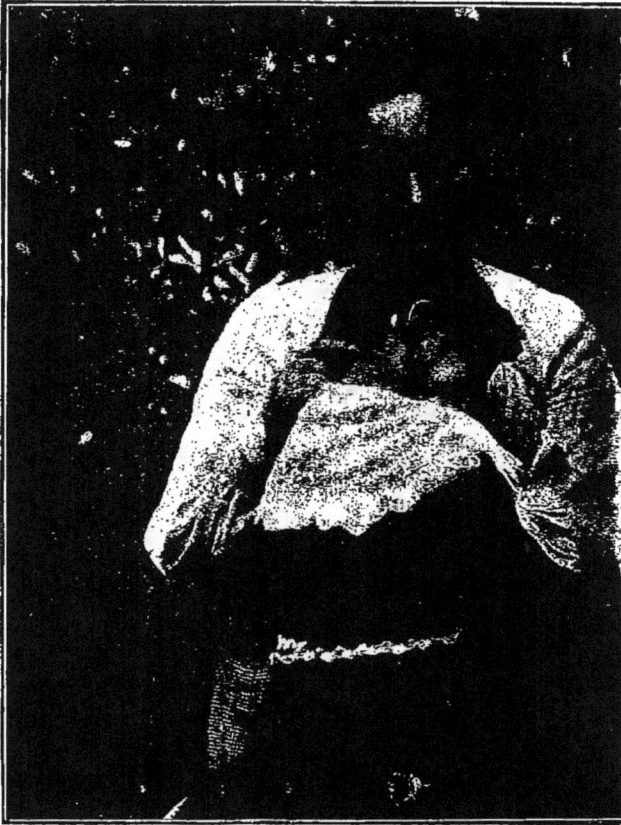

Après la deuxième la plaie se déterge, elle prend un aspect bourgeonnant et le ganglion diminue de volume.

Les injections sont continuées, et vers la fin de septembre la plaie se rétrécit davantage.

Cette photographie, prise le 24 septembre, l'indique encore mieux. 1 mois après, le 24 octobre, guérison de la plaie tuberculeuse, la cicatrice encore jeune, l'enfant gagne 5 kilos, l'appétit est dévorant et les râles humides au sommet à D disparaissent. C'est dans cet état qu'elle a été présentée à la Société des Sciences médicales, aucune photographie n'ayant pu être prise depuis le 24 septembre.

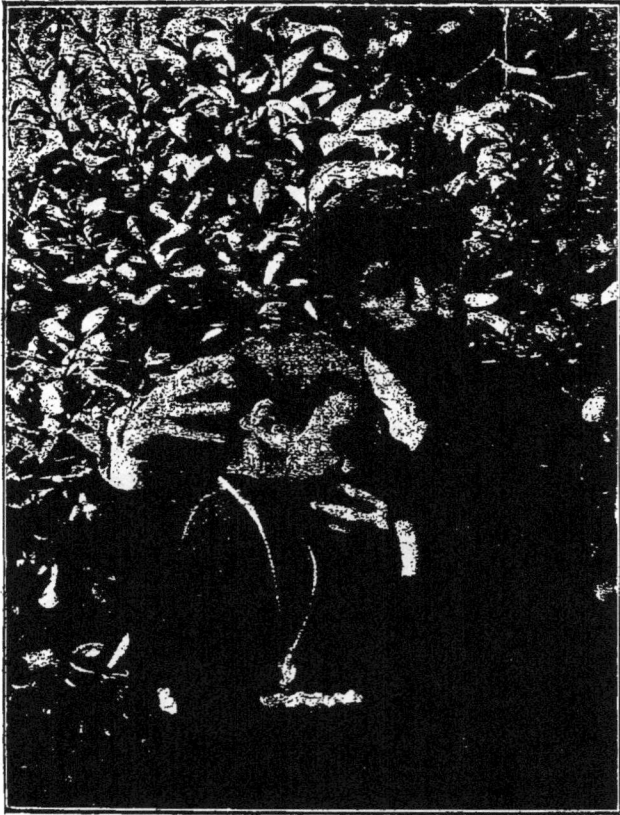

OBSERVATION II

Hospice-Hôpital, Niort.   Salle Sainte-Clotilde.
Service du Dr Fayard.   Lit n° 6.

Agée de 31 ans, petite de taille, maigre et névropathe.
Une vaste plaie, sur toute la région antéro-externe du
coude sur une surface de 15 centimètres de longueur
sur 10 de largeur. Sur cette surface jaunâtre on voit
quelques parcelles caséeuses, disséminées ; les bords de
cette plaie atone sont rebroussés, sans aucune tendance à
la cicatrisation ; tout le coude est en forme de fuseau, très
douloureux ; impossibilité de faire aucun mouvement ni
même remuer les doigts.

En haut du thorax à gauche, entre la clavicule et le
sternum, existe une grosse fistule par où sort du pus en
grande quantité ; un empattement envahit comme une
vaste plaque de la clavicule sur les limites des fausses côtes,
s'étendant en largeur sur plus de 10 centimètres. Fièvre
irrégulière dépassant 39°, état général inquiétant, maigreur squèlettique, crises de contractures généralisées
et des secousses, pas d'appétit, pas de sommeil.

Le 10 juin, les Dr Fayard et Petit, après des pansements
variés, se voyant amenés à pratiquer l'amputation du
bras, consentent à laisser soigner la malade par les injections du sérum.

Les injections du sérum sont faites près la région, chacune est suivie d'un progrès dans l'épidermisation, les douleurs disparaissent ; le vaste empattement de la paroi
thoracique disparaît aussi ; la fistule tarit, et tout cela
rapidement. La fièvre baisse aux confins de 37°, la
malade s'engraisse, les crises d'énervement diminuent
beaucoup d'intensité. Deux mois après le traitement, la
cicatrisation est complète, les mouvements reviennent
dans leur intégrité.

Voici à ce sujet l'opinion de M. J. Petit :

1° Avant les injections, rien de ce qui a été fait par nous en fait de pansement n'atténuait les douleurs ni ne provoquait un commencement de cicatrisation.

2° Il est certain que chacune de vos injections a modifié dans un sens favorable la plaie de la malade, chacune d'elle ayant déterminé sur-le-champ la cicatrisation du territoire injecté. Il est certain qu'aujourd'hui, à la place de ce vaste ulcère, nous avons une cicatrice totale, d'une vitalité non encore parfaite, mais qui constitue une amélioration, et nous pouvons même dire, je l'espère du moins, une guérison, en constatant que la malade ne souffre plus du tout, qu'elle peut faire quelques mouvements avec son coude, qu'elle peut travailler de ses doigts et que son état général lui-même, très déprimé avant les soins que vous lui avez donnés, s'est considérablement amélioré.

J. PETIT.

15, rue de la Mothe-du-Pin, Niort.

OBSERVATION III

22 novembre 1905.

P..., âgé de 24 ans, taille petite ; brun, type un peu adénoïdien ; pèse 54 kilos.

Antécédents héréditaires très chargés, réformé n° 2 pour faiblesse, pas fait de service militaire.

En janvier 1905 chute de cheval ; un mois et demi après il s'aperçut dans la région des articulations chondro-costales des 9e et 10e côtes, une grosseur qui profita, dit-il, régulièrement, sans souffrance.

Caractères de la tumeur : grosse comme un poing, tendue, élastique, rénitente, mais pas fluctuante. On diagnostique carie costale.

Le même jour une incision est pratiquée. Évacuation de sérosité gluante sale, la valeur de 50 grammes, vers la

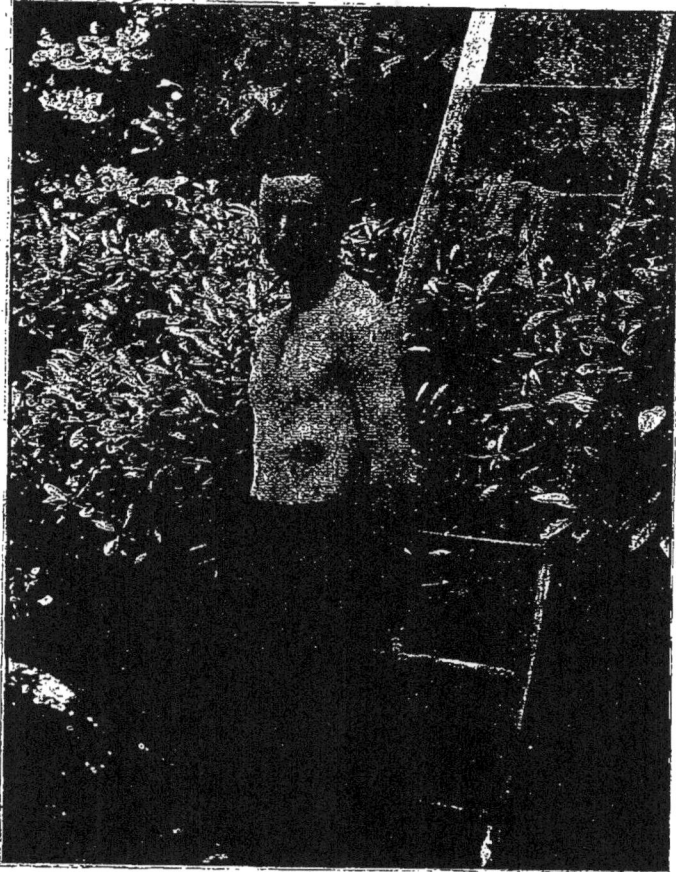

Avant toute intervention.

fin, avec quelques grumeaux caséeux. Cultures sur gélose glycérinée de ces grumeaux, colonies de bacilles bien développées déjà vers le 10e jour.

On ne fait. aucune injection du sérum en ce moment,
on ordonne des pansements iodoformés et des injections

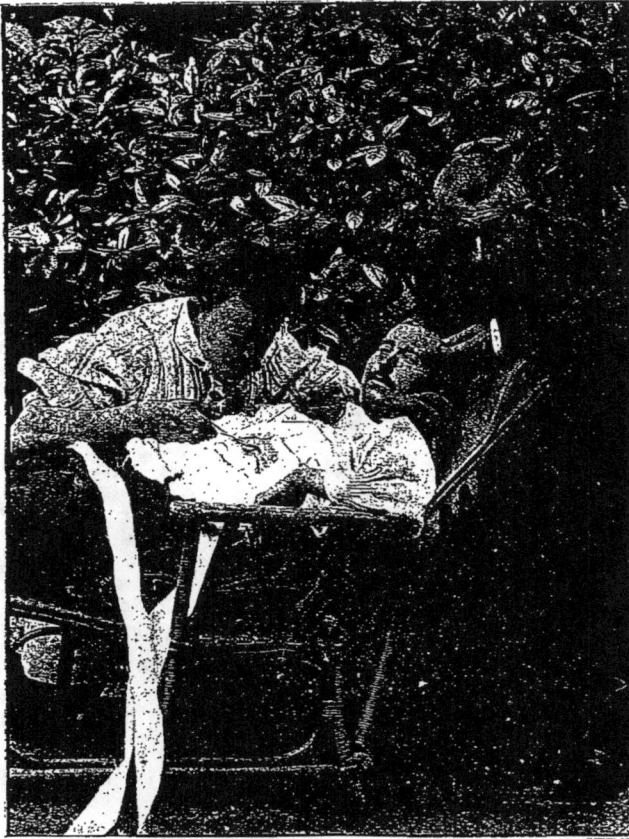

Simple incision pour drainage et injection de l'huile iodoformée
ayant produit aggravation.

d'huile iodoformée dans l'intérieur de la poche. Dix
jours après le malade revient ; les bords de l'incision sont
rebroussés, atones, couverts d'un enduit blanc, sale,
gluant, sans aucune tendance à la cicatrisation.

Le 3 juin une injection est pratiquée près de la région
malade, six jours après déjà l'apparence gélatiniforme
des bords fait place à une plaie bourgeonnante. Une seconde

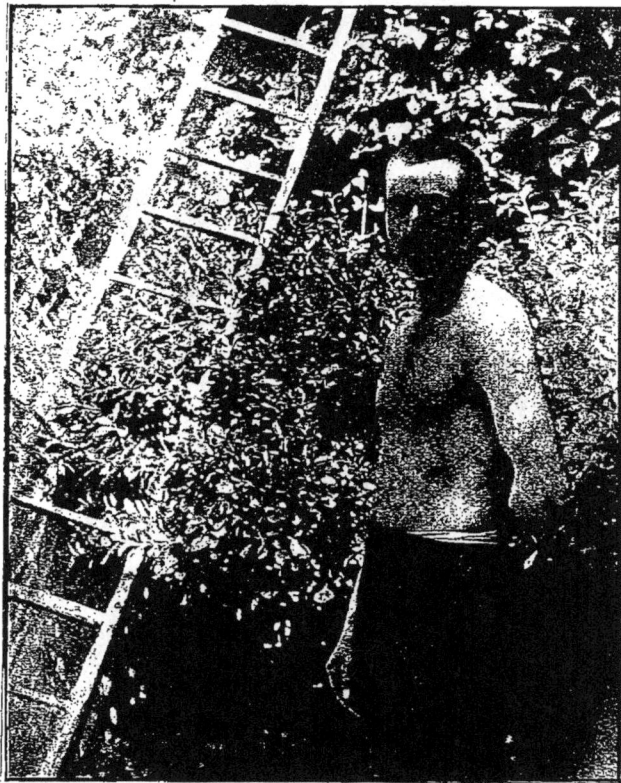

injection est faite le 9 juin ; huit autres jours après, la
cicatrice est complète, jeune encore.

La plaie ne rend plus. Cette guérison d'une carie costale si rapide, qui paraît étonnante au lecteur, n'est pas
moins réelle et radicale. Depuis quatre ans placé domestique, le jeune malade travailla sans aucune rechute

et avec un état général bien meilleur qu'avant l'accident qui lui occasionna la tumeur. Actuellement il n'y a même plus trace de cicatrice.

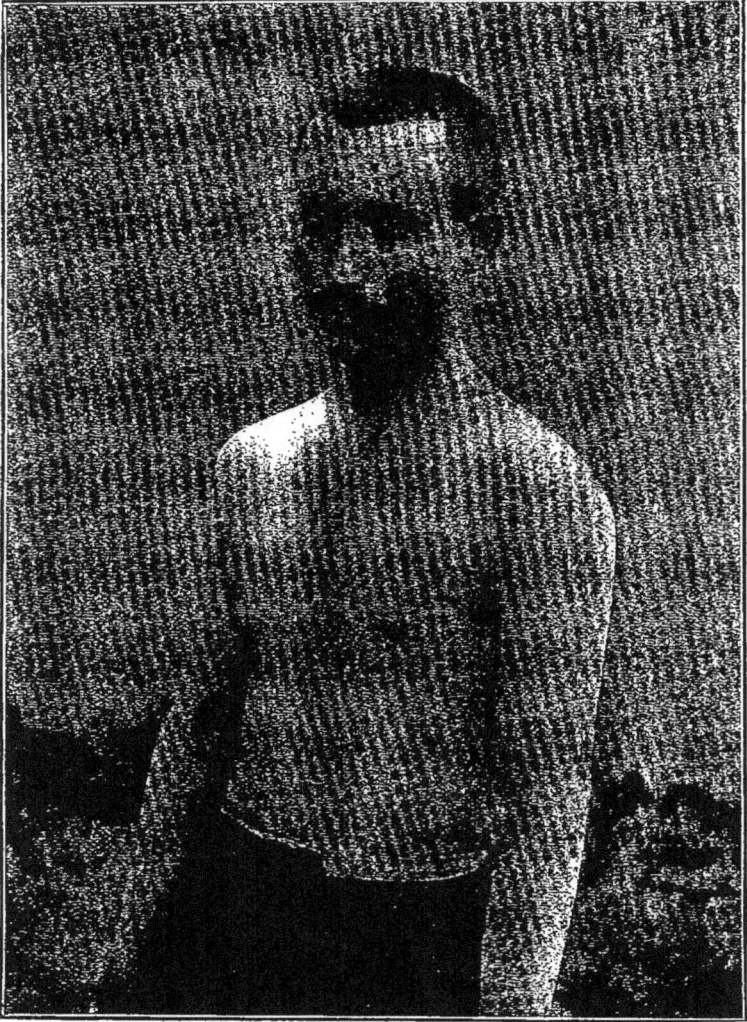

OBSERVATION IV

Rapportée par le Dr Aloncle, de Ligugé.

Carie costale suite de pleurésie avec épanchement abondant il y a 2 ans ; malgré des traitements variés, les plaies rendent toujours du pus. Une induration étendue du sommet droit avec crépitants, à la fin du 1er temps et submatité. Le malade ne peut pas travailler.

En tout 4 injections du sérum, le malade reprend son travail. Les orifices fistuleux ne rendent plus de pus, les crépitants au sommet disparaissent ainsi que la submatité. État général bien meilleur.

OBSERVATION V

Agée de 46 ans, ostéite tuberculeuse, hyperostosante des os du bassin côté gauche avec fistule n'ayant jamais tari depuis son apparition, datant de 36 ans.

En tout 7 injections du sérum, une tous les 7 ou 8 jours, pendant lesquelles se produit une chaleur locale dans la région malade, transpiration assez abondante et diminution du pouls ; en même temps la tumeur fistuleuse s'affaisse.

Deux mois après cette tumeur disparut en entier, sans aucune induration à ce point.

Depuis quatre ans cette guérison se maintient parfaite, les douleurs qui existaient auparavant occasionnant une claudication n'ayant pas paru non plus.

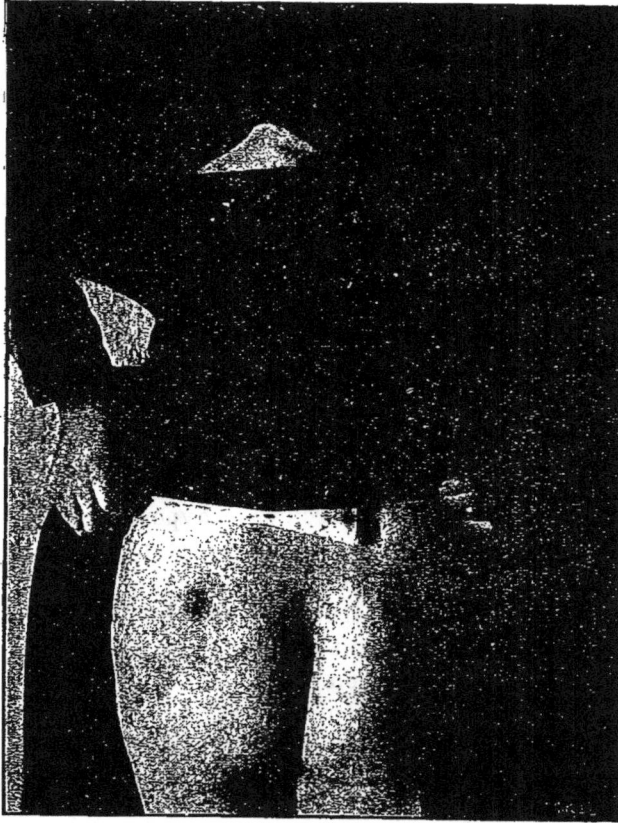

Avant toute intervention.

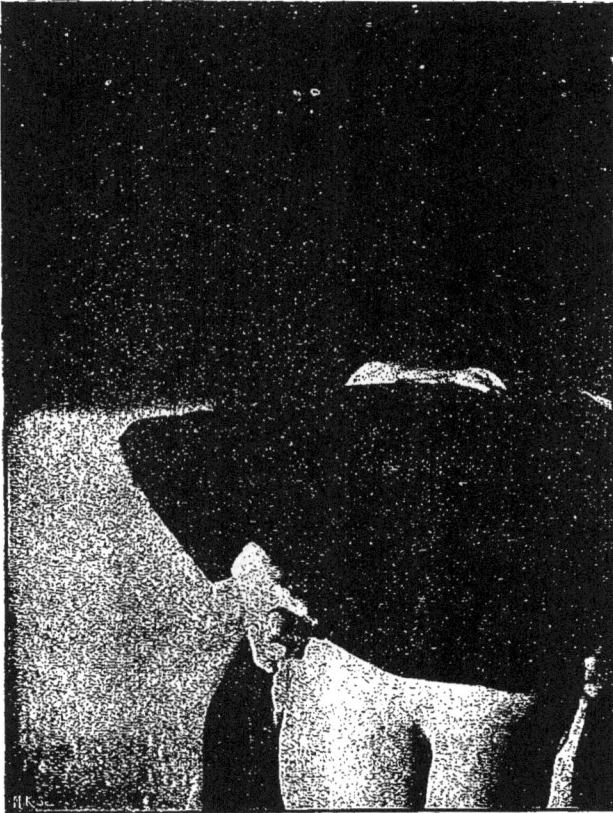

Guérison après la 7ᵉ injection.

OBSERVATION VI

B.., âgée de 29 ans. En août 1904, à la suite d'un faux
pas, commence à souffrir du cou-de-pied côté gauche.

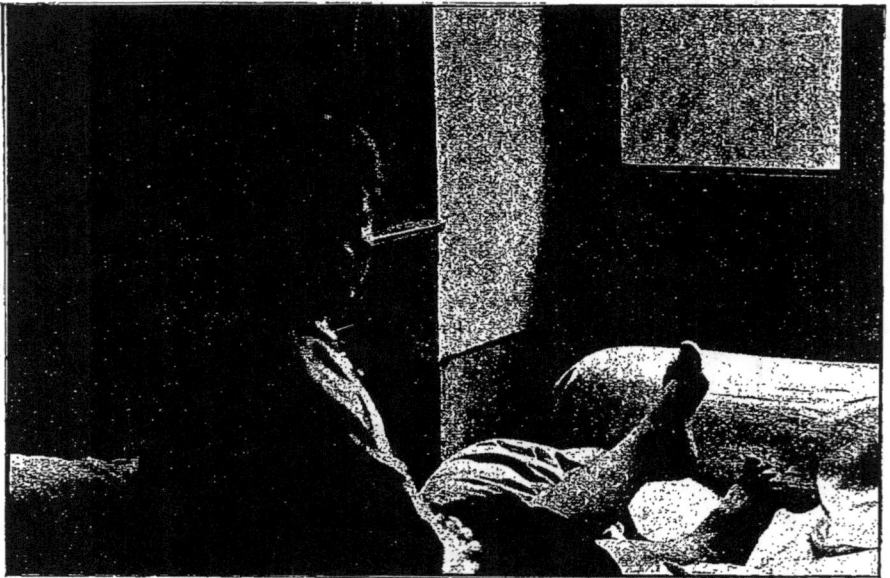

Photographie prise le lendemain de la 2ᵉ injection, montrant l'énorme enflure
envahissant tout le pied et la jambe.

D'abord sous forme de rhumatisme, la tumeur blanche
fait des progrès. Traitée par le Dr de Filicie, qui lui prodi-
gua des soins éclairés et dévoués avec un rare zèle.

Pointes de feu, immobilisation ; mais les fongosités
commencent ; des fistules se forment ; alors ce sont des
drainages, des lavages aux antiseptiques les plus variés,
mais le mal n'en progresse pas moins, et notre savant con-

frère finit par lui conseiller une amputation à l'hôpital de Poitiers.

Je la vois en décembre 1904, épuisée par la suppuration et les douleurs continuelles ; effrayée de l'opération, elle est dans un état des plus pitoyables. Maigreur squelettique, très névrosée, crises d'énervement durant des journées

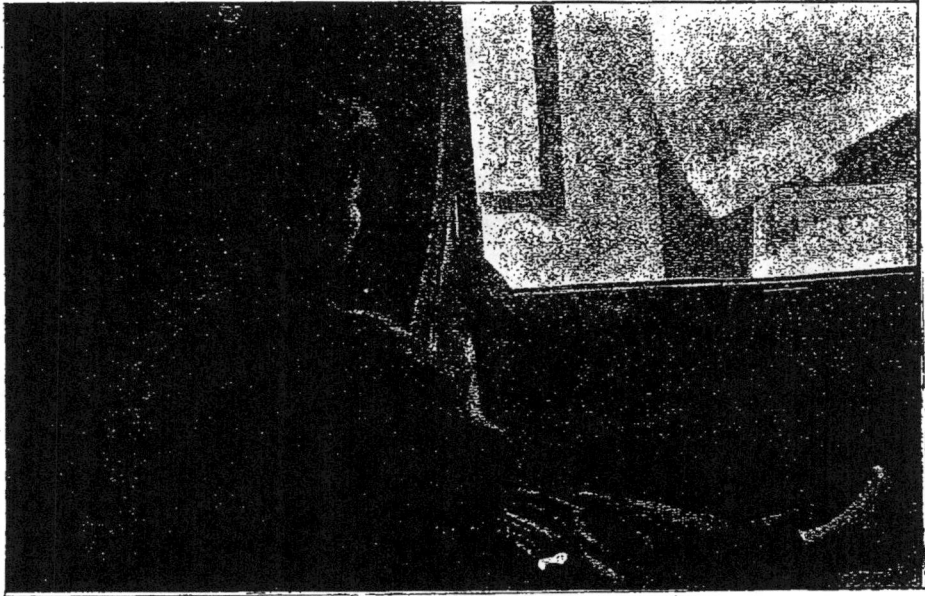

Photographie prise après la 7ᵉ injection : les mouvements deviennent possibles, mais la flexion dorsale est encore limitée.

entières, agitation continuelle des mains qui oscillent dans tous les sens. Appétit nul, vomit tout ce qu'elle prend, tousse et crache également. Au sommet droit on constate des craquements.

Cou-de-pied gauche violacé, tuméfié en fuseau, deux drains à la face interne qui par des fistules anfractueuses vont jusqu'au squelette ; un autre orifice fistuleux à la face externe par où sort aussi du pus. Le pied en extension, ballant, très douloureux, la malade le tient avec ses deux mains tremblantes pour changer de position ; le poids des draps exaspérant ces douleurs, on a recours aux cerceaux pour éviter ces exacerbations.

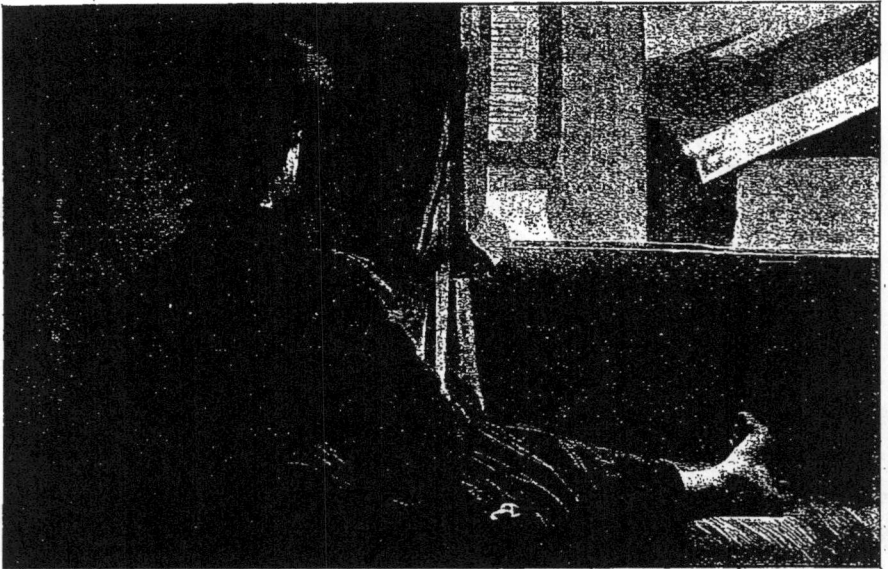

Photographie prise après la 15e injection : la flexion dorsale arrive à son amplitude normale.

Dans cet état de choses, impossible de prendre aucune photographie de la malade.

C'est l'aspect classique des tumeurs blanches qui réclament impérieusement une amputation de la jambe.

Elle est soumise aux injections du sérum. A la suite de la première, les douleurs diminuent très notablement ; elle est plus calme, elle ne vomit plus. Une seconde injection est pratiquée peu de jours après qui est suivie d'un œdème chaud sur tout le pied et la jambe.

Une photographie prise pendant cette réaction démontre combien cette tuméfaction défigure l'aspect classique des tumeurs blanches de la région.

Un mois après, toujours en continuant les injections, l'état de la malade s'améliore d'une façon étonnante, les fistules ne rendent plus, le pied n'est plus ballant et un mouvement de flexion dorsale commence à apparaître allant jusqu'à un angle de 95° sur la jambe.

Dans la suite, cette amélioration s'accentue davantage, la tension intra-articulaire disparaît, la flexion arrive et dépasse un angle de 45°.

Le pied indolore spontanément, à la pression aussi on ne provoque plus de douleurs. Petit à petit elle commence à se tenir debout, et la marche devient possible en septembre 1905, dix mois après le commencement du traitement. Quant à la lésion pulmonaire, elle n'existe plus, même à l'état d'ébauche ; elle ne tousse ni ne crache et ne s'est même pas enrhumée pendant un an et demi ; plus tard, privée de tout traitement spécifique, une bronchite recommence, dégénère en phtisie et enlève la malade dans des conditions d'une *misère noire*.

OBSERVATION VII

Agée de 58 ans. Bronchite chronique. Chute sur la main en septembre 1905. Depuis toute la main devient douloureuse. Son médecin consulté parle d'une entorse, la douleur persiste, mais l'attention du médecin ne se réveille pas davantage. Il lui ordonne de laver la main avec du bouillon blanc, la douleur augmente. Ce sont ensuite les badigeonnages à la teinture d'iode et différentes frictions à l'alcool camphré, essence de térébenthine.

Elle se présente dans mon cabinet en janvier 1907.

Toute la main est défigurée, œdème toxique considérable,

le poignet du côté malade est plus gros, les muscles de
la région thénar et hypothénar effacés, toutes les articula-

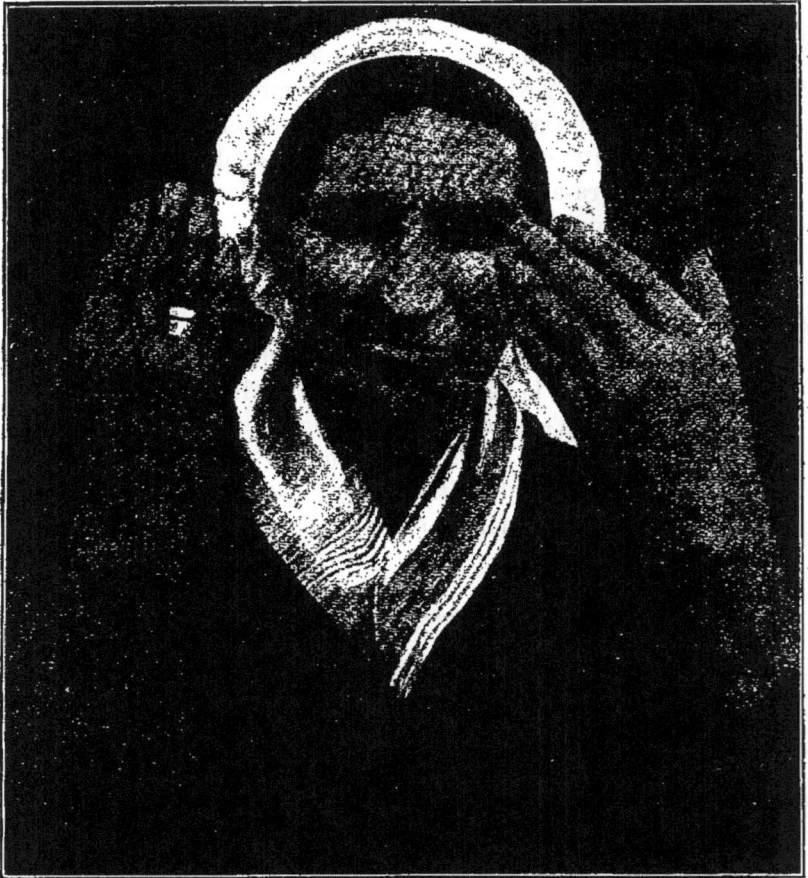

tions carpo-métacarpiennes à l'état de flexion; bref, il s'agit
là du rhumatisme tuberculeux évoluant vers la tumeur
blanche classique du poignet avec la tuberculose de tout
le métacarpe.

Les injections sont faites tous les 5 à 6 jours ; l'œdème disparaît en totalité au bout de la deuxième injection, la bronchite chronique s'améliore très considérablement dès

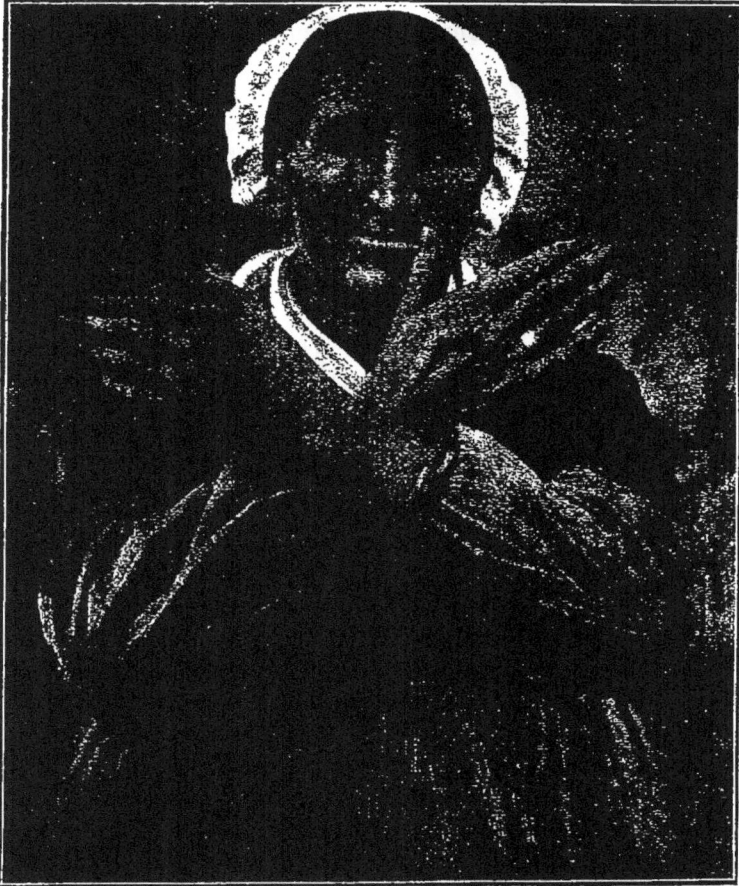

le début, c'est ce qui attire l'attention de la malade ; fin avril, après une quinzaine d'injections, la main prend sa forme normale, la douleur disparaît tout entière, et les mouvements redeviennent normaux.

OBSERVATION IX

B..., 22 ans, Réformé le 7 février 1908, après 6 mois de service militaire, pour rhumatisme, faiblesse, fièvre et bronchite.

Antécédents héréditaires iuconnus.

Antécédents personnels sans aucune importance.

Le 29 mai 1908. Ascite péritonéale dépassant l'ombilic de 4 travers de doigt, toux sèche, expectoration muco-purulente avec quelques filets de sang, fièvre vers le confin de 38°5 le soir, pas d'appétit; pleurésie double avec épanchement; à droite dépassant l'angle inférieur de l'omoplate, à gauche au niveau de l'angle de l'omoplate, dyspnée intense, diarrhée depuis une quinzaine de jours, urine 1/2 litre en 24 heures, râles humides disséminés en avant, en arrière absence du murmure vésiculaire avec matité.

Le 30 mai. Injection de sérum à 2 heures a. m.

Le 31 mai. Le malade a transpiré dans la nuit 5 chemises, tousse plus facilement, crache plus abondamment, mais les crachats sont plus muqueux, urines plus abondantes (3/4 de litre), elles déposent moins, appétit meilleur, pas de diarrhée ; respiration plus facile ; l'ascite, diminuée notablement, ne dépasse pas l'ombilic. L'épanchement pleural disparaît en totalité à gauche ; à droite la matité arrive jusqu'à l'angle inférieur de l'omoplate, avec absence du murmure vésiculaire sur toute l'étendue, foie impossible à délimiter par suite du tympanisme abdominal, température 37°5-38°.

Le 3 juin. Matité à l'ombilic, urine 3/4 litre, à droite matité thoracique à l'angle inférieur de l'omoplate, à gauche diminution du murmure vésiculaire. Nouvelle injection du sérum.

Le 4 juin. Dans la nuit, transpiration 4 chemises, urines plus abondantes, matité deux travers de doigt en

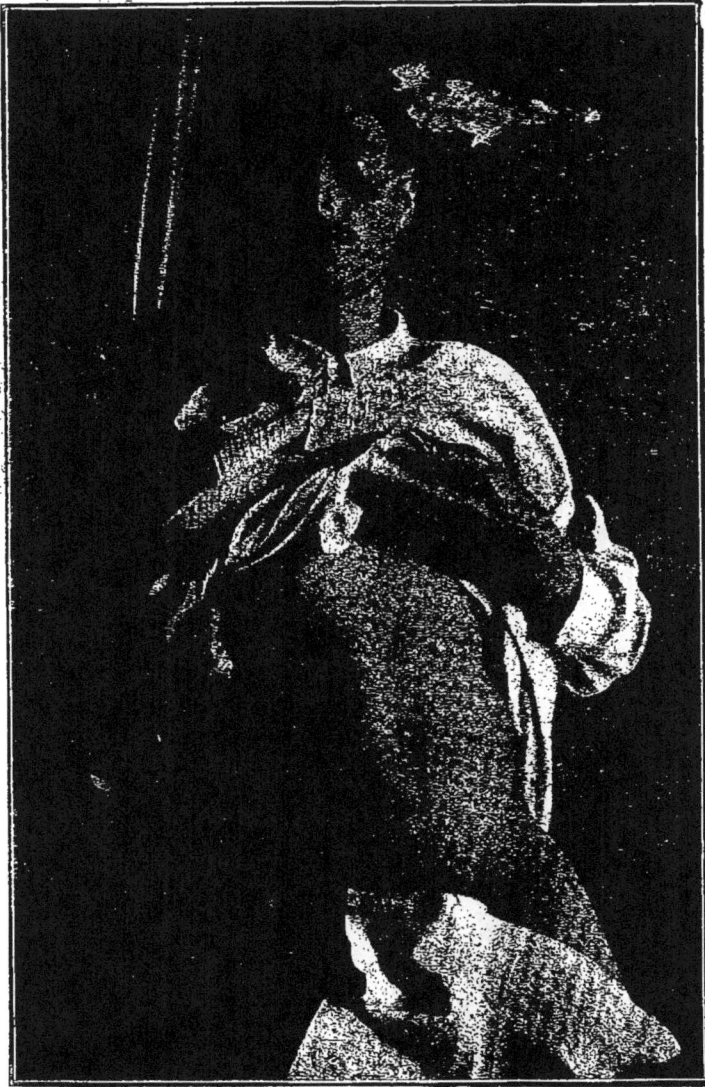

Photographie prise le 30 mai, avant le traitement.

4

dessous de l'ombilic, a craché davantage, à droite matité thoracique 4 travers de doigt en dessous de l'angle inférieur de l'omoplate.

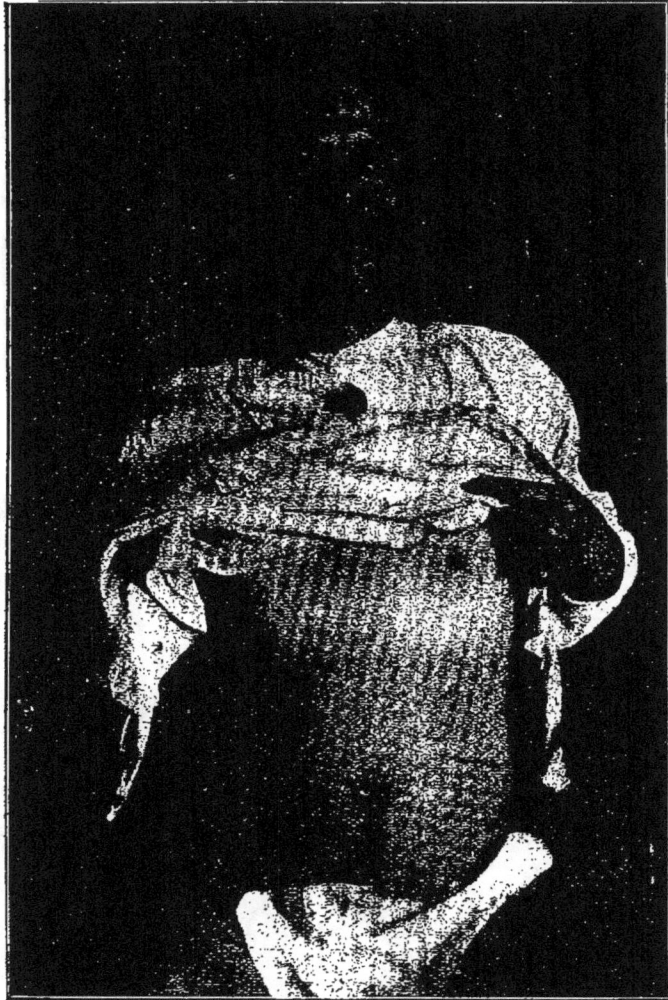

Photographie prise 24 heures après l'injection.

Le 6 juin. L'ascite diminue encore davantage, 4 travers de doigt en dessous de l'ombilic ; à droite matité thoracique 4 travers de doigt en dessous de l'omoplate, meilleur appétit, ventre ballonné, pas de diarrhée, crachats plus abondants 1/4 de verre.

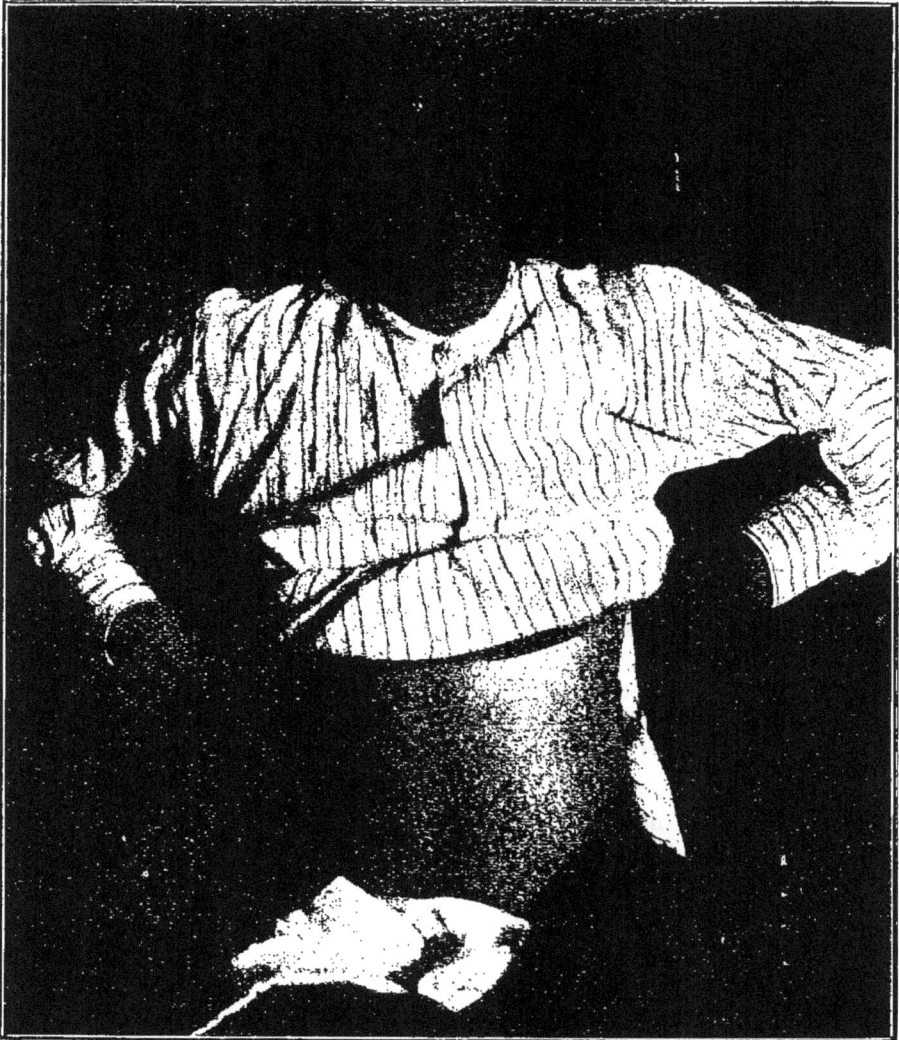

Photographie prise le 20 juin.

Le 11 juin. Quelques crachats sanguinolents, malgré cela il tousse moins, la fièvre baisse à 37°2 au lieu de 37°5-38°, ventre ballonné, pas d'ascite, pas de matité, même dans les parties les plus déclives du ventre, matité thoracique à droite 4 travers de doigt en dessous de l'omoplate, à gauche diminution du murmure vésiculaire, urine 1 litre 1/4; appétit meilleur. Injection sérum.

Le 12 juin. A transpiré dans la nuit une chemise, uriné davantage, les crachats cessent d'être sanguinolents. La matité thoracique à droite persiste toujours, ventre toujours ballonné.

Le 13 juin. Le malade ne crache plus du tout, la matité thoracique persiste toujours avec absence du murmure vésiculaire, température 37°2-37°5, meilleur appétit, ventre moins ballonné.

Le 16 juin. Température 37°5, la matité thoracique baisse davantage, le ventre est moins ballonné, la diarrhée recommence.

Le 20 juin. Température 37°3 maximum, ventre de moins en moins ballonné, la matité à droite diminue davantage, bon appétit, pas de diarrhée.

Le 21 juin. Même état, urine 1 litre 1/2. Matité thoracique à droite quatre travers de doigt. Submatité à droite en avant au sommet. Ventre légèrement ballonné, température 37°3-37°4, pas de diarrhée. Injection sérum.

Le 24 juin. Le malade a transpiré dans la nuit du 21 au 22, urine 1 litre 1/4, pas de matité à droite; crachats glaireux et rares, bon appétit, pas de diarrhée, pas trace d'ascite, le ventre souple, température 37°-37°2.

Le 3 juillet. Le malade est présenté à la Société des Sciences médicales de Poitiers; le Dr Biraud constate une diminution du murmure vésiculaire aux deux bases, seules traces de pleurésie double, aucune trace d'ascite, le malade a maigri pendant ce temps, du 29 mai au 3 juillet de 6 kilos, dit-il. C'est à peine la quantité de liquide ascitique et pleurétique.

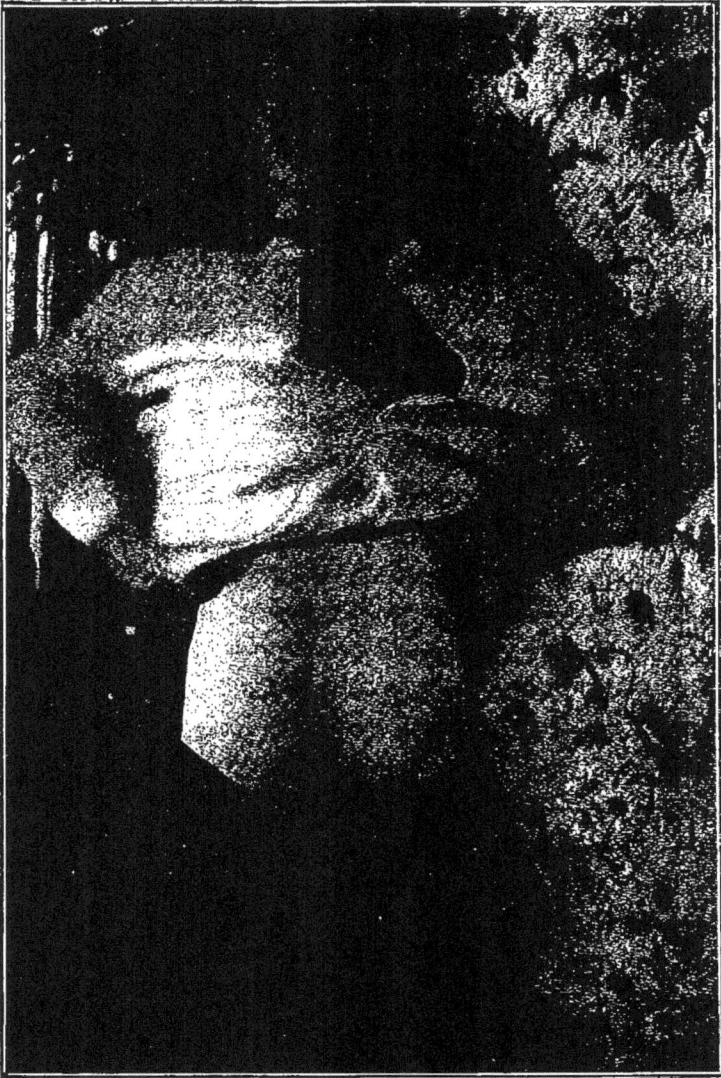

Photographie prise en janvier 1909.

Le 4 juillet. Encore injection du sérum qui le fait trans-
pirer de deux chemises.

Depuis l'amélioration s'accentue : pas de faiblesse du
murmure vésiculaire ni à droite ni à gauche ; vers le
commencement août il pèse 2 kilos de plus qu'il ne pesait
en plein état d'ascite et d'épanchement pleurétique ; il
reprend un travail fatigant à faire des vingtaines de kilo-
mètres à pied, à charroyer en transport de vin, passe
l'hiver 1907-1908 jusqu'à fin janvier sans même s'enrhumer. Actuellement il se porte très bien.

OBSERVATION X

B... à La Lande. — Agé de 27 ans, pleurésie à l'âge de 20 ans. Suppuration tuberculeuse de la jambe droite avec

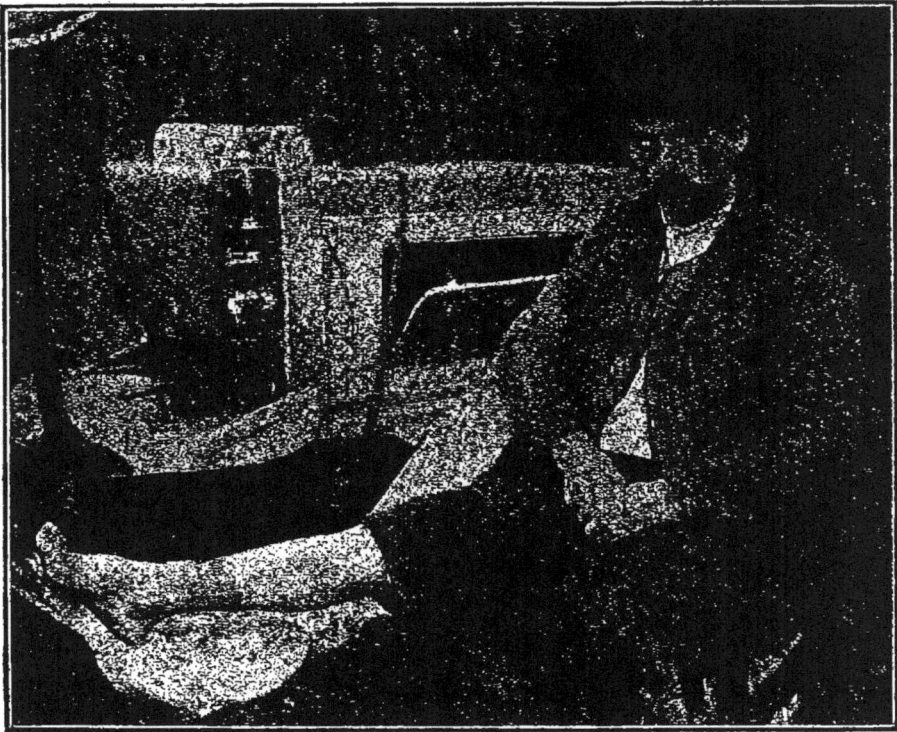

déformation du pied et une fistule. Soigné pendant 6 mois par divers topiques ; résultat nul.

Traitement par les injections du sérum. Durée du traitement de 2 mois, en tout dix injections, guérison définitive.

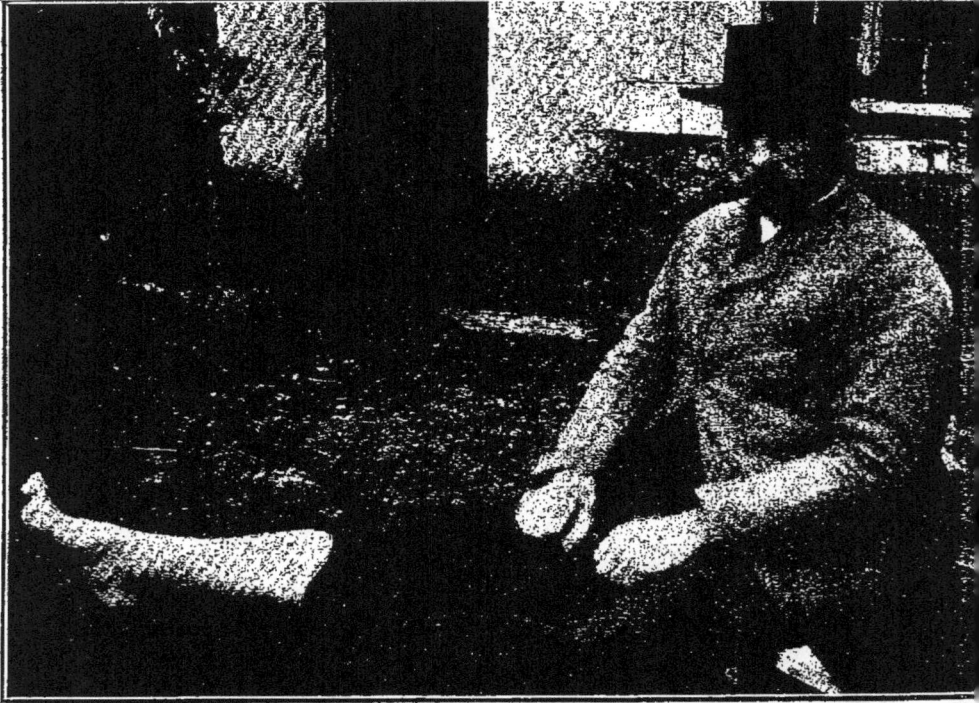

OBSERVATION XI

Brunet à Teil. — Agée de 24 ans. Tumeur blanche du pied avec grande déformation, nombreuses fistules, suppuration tuberculeuse avec des fistules énormes du genou. Nombreux tuberculums généralisés un peu partout. Soignée pendant longtemps par le docteur Penot, de Vivonne, aucun résultat ; trois pèlerinages à Lourdes même insuccès. Mauvais état général. Bronchite avec expectoration et manque d'appétit.

Traitement avec les injections du sérum, les fistules tarissent peu à peu, la difformation diminue, l'état général s'améliore, la bronchite disparaît.

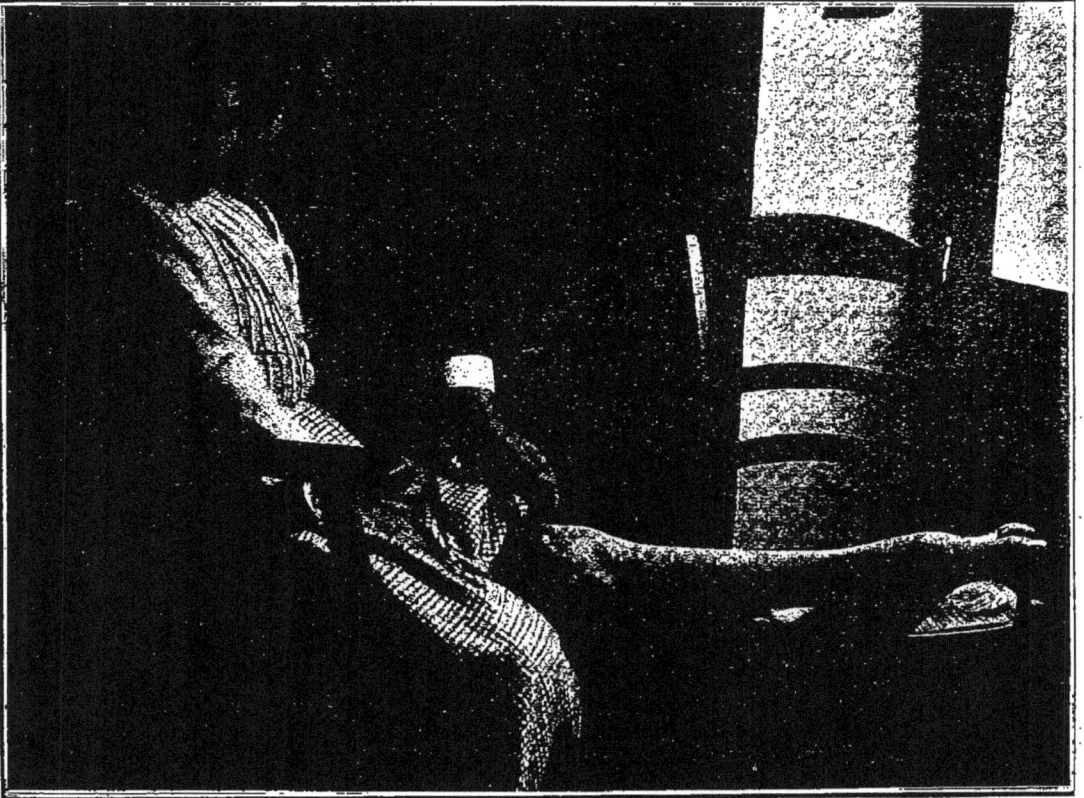

Dans la suite l'amélioration fait de rapides progrès, le pied prend une forme normale, la flexion dorsale arrive à un angle droit, les douleurs disparaissent complètement et commence à se servir de sa jambe et de son pied.

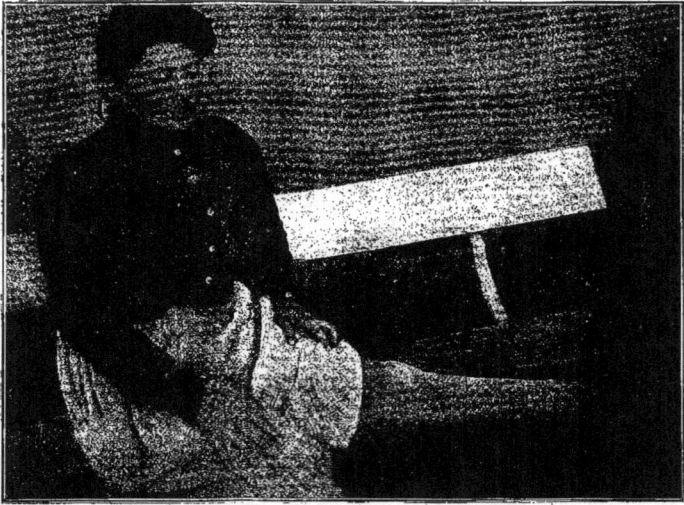

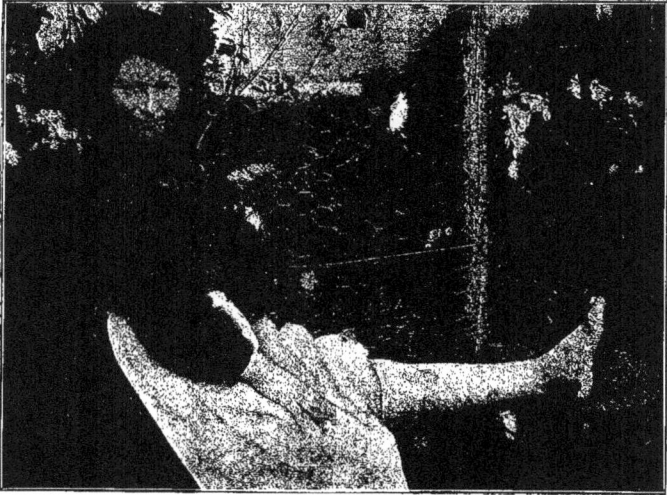

CRITIQUES

Autant dans la thérapeutique par les médicaments on cherche d'emblée et directement l'action thérapeutique en clinique, autant dans la sérothérapie on s'attache à prouver d'abord par des faits expérimentaux la valeur de la méthode en cherchant à reconnaître le pouvoir curatif du sérum. — Il est d'usage aujourd'hui qu'un sérum ne puisse être présenté au public médical sans ces études ; de là la recherche des cultures dans ces sérums, la re- cherche du pouvoir préventif et antitoxique, et du phéno- mène de Pfeifer ; de là aussi les critiques nombreuses adressées à la sérothérapie antituberculeuse.

On oublie que la tuberculose expérimentale par inocu- lation ou par l'injection des bacilles dans les veines ne peut et ne doit point être comparée à la tuberculose spon- tanée chez l'homme. Cette tuberculose spontanée chez l'homme ne doit même pas être comparée à la tuberculose spontanée chez les animaux, dont la plupart, sauf le che- val, résistent beaucoup moins à l'infection que l'homme.

Si l'on prend en considération que le réactif le plus sensible du diagnostic de la tuberculose, l'épreuve à la tuberculine, donne un résultat positif chez 50 0/0 de nous, et que en augmentant un peu la dose 96 0/0 des per- sonnes reconnues saines réagissent à la tuberculine, n'est- on pas obligé d'admettre que la tuberculose, qui passe pour être la maladie la plus meurtrière, aurait dû il y a longtemps déjà arriver à faire disparaître toute la race humaine ?

Si l'organisme résiste si bien à l'envahissement par les bacilles, il faut peu de choses pour augmenter cette dé- fense et assurer la victoire.

Sont rares les médecins qui ne prennent pas pour illusionniste, du moins pour prétentieux, le collègue qui annonce un sérum antituberculeux.

La première objection qu'ils croient bien fondée, la plus facile à soulever, c'est que le sérum normal de n'importe quel animal en fait autant.

Voici ce que déclare à ce sujet Arloing : « J'ai également essayé sur les animaux tuberculeux inoculés l'action du sérum d'animaux normaux, me demandant si ces sérums n'auraient pas de caractère antitoxique ; il n'en est rien. »(Congrès international de Tub., tome II, page 8.)

Cette première objection n'a donc aucune valeur, elle est du propre de ceux qui ne peuvent rien entendre sans se choquer, sans discuter.

La seconde objection, que l'on trouve un peu partout, c'est que les sérums antituberculeux sont antitoxiques mais ne sont pas antiinfectieux ; ils agissent en neutralisant les poisons tuberculeux, mais ne contiennent pas des anticorps antiinfectieux. Cette manière de voir, vraie pour certains sérums, ne l'est point pour tous.

Voici les conclusions de Lannelongue à ce sujet, à propos de son sérum présenté à l'Académie. « 1° Son sérum n'a pas de propriétés antitoxiques ; 2° que plusieurs animaux autopsiés après leur guérison n'ont présenté aucune lésion ; 3° que des essais tentés sur l'homme lui ont fourni des résultats qui ne sont pas à dédaigner. »

Cette seconde objection n'a donc pas plus de valeur que la première.

Le sérum de Lannelongue est préparé avec le résidu de l'évaporation de l'extrait aqueux, chauffé pendant plusieurs semaines, de bacilles de Koch débarrassés de leurs toxines. Les injections de cette substance contenant surtout les corps bacillaires, injectée à la dose de 15 centigrammes, provoquaient chez l'âne une hyperthermie allant de 3° jusqu'à 6° centigrades, suivie d'une anorexie et d'un amaigrissement pendant les premiers mois. Les injections ultérieures produisent des réactions moins vives, et c'est alors que l'on pratiquait la saignée.

On comprend qu'un sérum ainsi préparé ne puisse agir par son principe antitoxique, mais par des anticorps antiinfectieux. On serait tenté de s'étonner seulement qu'avec de si petites doses de poisons tuberculeux on puisse récolter un sérum efficace.

La conclusion inévitable de l'étude des voies suivies par les différents expérimentateurs, c'est que, selon que l'on se sert des toxines ou des corps bacillaires, on obtient un sérum contenant des principes antitoxiques, et dans le second cas un principe antiinfectieux.

On comprend mal pourquoi ne pas se servir des poisons tuberculeux en bloc, toxines et bacilles à la fois, pour obtenir un sérum antitoxique et en même temps antiinfectieux.

Mes premières expériences ont été faites avec la première tuberculine de Koch, avec l'extrait glycériné des cultures entières des bacilles de Koch. — Autant les expérimentateurs attachent une importance capitale à la préparation de leurs toxines, autant pour moi cette question me semble d'une importance très effacée.

Pour bien saisir les transformations des toxines en antitoxines, pour la facilité de bien mener les expériences, j'ai choisi l'animal le lapin. Une première injection de tuberculine par la voie intraveineuse produit une anorexie et un amaigrissement rapide et très considérable dont l'animal se refait au bout de cinq jours. A ce moment une seconde injection n'est suivie que d'une anorexie de courte durée sans amaigrissement ; mais un phénomène important c'est la réaction locale, une inflammation vive, sur tout le trajet de la veine marginale, j'attache une importance capitale à cette réaction. — Elle indique en effet qu'il y a eu, à la suite d'une première injection, des changements leucocytaires et humoraux. En ce moment et pendant encore plusieurs semaines l'animal contient encore de la tuberculine, ce n'est que lentement que les dernières traces de tuberculine disparaissent ; au bout de deux mois seulement on peut considérer que l'organisme en est exempt.

Ce temps d'ailleurs n'a rien d'absolu. Tout dépend du nombre d'injections et de la quantité de toxines servant à chaque injection.

Dans les immunisations actives par des toxines complexes, comme celle par la tuberculine, il est facile à comprendre que toutes les substances composantes de la toxine employée ne peuvent pas se transformer en anticorps correspondants. Mais cette opinion, connue déjà depuis longtemps, n'est juste que pour certains poisons bacillaires ; et les affirmations de Pfeiffer et de ses élèves qu'à l'égard de toutes les endotoxines l'organisme ne présente pas le pouvoir de sécréter des anticorps, ébranlée déjà par les expériences de Behring et d'autres, battue en brèche par les expériences de Rodet et Lagrifouf, en ce qui concerne les endotoxines du bacille d'Eberth, porte aussi à faux en ce qui concerne les endotoxines du bacille de Koch, l'extrait glycériné des corps bacillaires, dans mes essais, ayant été seul employé pour récolter le sérum antitoxique.

Il n'en est pas de même des poisons locaux, l'éthérobacilline et chloroformobacilline d'Auclair ; il y aurait donc avantage, dans les expériences nouvelles, de les exclure pendant l'immunisation. Ces poisons violents, qui ne suscitent pas des transformations en antitoxines, ne servent qu'à charger l'organisme de l'animal des substances nuisibles.

Cette voie, je me propose de la suivre dans l'avenir, mais d'ores et déjà les faits cliniques prouvent que l'on peut récolter un sérum thérapeutique actif, pourvu que par certains moyens on cherche à éviter de charger l'organisme de l'animal avec ces substances étrangères.

En effet, le seul reproche que l'on puisse faire au sérum antituberculeux préparé tel qu'il a été dit, c'est :

1. *Le sérum doit être employé dans de faibles doses, au risque de devenir nuisible au lieu d'être utile.*

2. *Les injections doivent être assez espacées pour laisser le temps à l'organisme de tirer le plus de profit possible de chacune des injections, comme si chaque injection suscitait dans l'organisme l'apparition d'une substance toxique devant être éliminée lentement et qui, fréquemment répétée, produirait un effet cumulatif pouvant occasionner des troubles de toxicité.*

Ainsi annoncé, il semblerait que l'usage du sérum est excessivement dangereux. En vérité, ces objections n'ont de la valeur qu'avec des phtisies toxiques et un sérum mal préparé.

D'abord il est bon de tenir au courant le lecteur que les mêmes reproches ont été adressés à beaucoup d'autres sérums. Pour ne parler que du sérum de Chantemesse, le maître parisien ne signale-t-il pas que son sérum doit être donné à des doses d'autant plus faibles que la dothiénentérie est plus grave, sous peine d'être inefficace ou même nuisible ?

Et encore, quelle élasticité de langage ! Si Chantemesse ne donne son sérum qu'à ceux qui savent s'en servir, c'est plus, il est permis de le croire, pour se garer des éventualités fâcheuses de nocivité, que pour éviter un simple reproche d'inefficacité duquel on ne fait pas de cas en thérapeutique et qui n'attaque pas l'honneur de l'inventeur, pourvu qu'il ne constitue pas la règle.

C'est que beaucoup de sérums présentent, à côté de leur action curative, une propriété contraire nuisible. Ce phénomène, qui paraît curieux au point qu'on l'a qualifié de paradoxal, se manifeste tant *in vitro* qu'*in vivo*. Pour les uns il s'agirait là d'un excès d'intervention de l'anticorps, explication peu logique et pas admissible. D'autres, comme Rodet et Lagrifoul, attribuent cette propriété nuisible à l'action d'une substance, laquelle jouirait d'une propriété antialexique.

Plus logique, mais très vague, cette manière de comprendre le phénomène paradoxal n'explique pas le fond des choses. — Ces auteurs ne disent pas en effet si cette substance est une substance de nouvelle formation ou bien si elle n'existe pas dans les toxines employées pour l'immunisation.

Il est plus que probable, en effet, que la substance antialexique n'est autre chose qu'une partie des toxines non modifiées. Cette opinion, à laquelle ne paraissent pas se décider les maîtres Montpelliérains pour avoir des preuves peut-être directes, ne ressort pas moins de leurs conclusions sur les conditions qui développent cette propriété antialexique ; ce sont les injections trop abondantes, ou trop répétées, l'intolérance du sujet et une imprégnation trop longtemps soutenue par des produits bacillaires.

On voit combien l'immunisation de l'organisme à l'égard des produits des bacilles à endotoxines, le bacille d'Eberth, le bacille de la tuberculose, est délicate et demande des aménagements, à l'encontre de ce qui s'observe pour les immunisations avec des produits filtrés des bacilles qui sécrètent des toxines abondamment dans leur milieu de culture, comme le bacille de Lœffler, le bacille de tétanos, de la peste et du pus bleu.

On pourrait même, jusqu'à un certain point, concilier les opinions contradictoires de Pfeiffer et de son école au sujet de l'impuissance de l'organisme de sécréter des anticorps pour les endotoxines et les affirmations contraires de Behring, de Bitter, de Rodet et de Lagrifoul, en admettant que l'organisme, tout en réagissant sous l'influence des endotoxines, ne reste pas moin boiteux dans sa tâche ; et si peu que l'imprégnation par ces produits devienne prolongée, les leucocytes restent insensibles à leur action et ne sécrètent pas des anticorps.

Dans la conception du sérum antituberculeux, comme dans celle du sérum antityphique, ces données restent immuables ; ces principes doivent nous guider dans la préparation d'un sérum actif.

Il ne suffit donc pas d'injecter des toxines à un animal, dans l'espoir fictif de récolter dans son sérum des anticorps spécifiques, il faut rendre les réactions intenses, parce que l'élaboration de certains anticorps est laborieuse pour l'organisme, et éviter de charger l'organisme par des produits toxiques. *Réactions intenses. — Petit nombre d'injections.*

La voie suivie par les expérimentateurs diffère essentiellement de la voie que l'on doit suivre d'après les principes ci-dessus.

Je n'ai point la prétention de critiquer les savants qui ont lancé avec plus ou moins de prétention les divers sérums antituberculeux.

Il m'a semblé toutefois que l'on peut s'efforcer à démontrer que le point qui parut capital jusqu'aujourd'hui dans la préparation d'un sérum actif antituberculeux, ce n'est point le mode de préparation des toxines par des procédés physiques ou chimiques plus ou moins complexes ou par des modifications de conditions de cultures *in vitro* ou *in vivo* (G. Moussu), mais bien dans certains principes immuables tenant en particulier à l'espèce d'immunisation, et d'éviter l'entraînement prolongé avec des doses progressivement croissantes qui ne peut, par suite des qualités inhérentes aux produits toxiques des bacilles de Koch, faire apparaître dans l'organisme un pouvoir antitoxique marqué dans la circonstance, et chercher à rendre intenses les réactions des injections des toxines pour suppléer d'une part à l'incapacité leucocytaire, ce qui seul permet d'avoir un sérum antitoxique marqué et éviter cette action contraire, dite paradoxale, dans le sérum, le pouvoir antialexique (Rodet), lequel tient très probablement à la teneur du sérum en produits toxiques non élaborés en anticorps.

Comment doit-on comprendre
la Tuberculose humaine

Les pages qui précèdent me dispensent de consacrer un chapitre à part pour l'étude de la valeur de la méthode comparée à d'autres méthodes : à la méthode classique ou le traitement médicamenteux ou hygiéno-diététique ainsi qu'aux méthodes spécifiques connues jusqu'aujourd'hui ; à la toxino-thérapie, le traitement de la tuberculose par les différentes tuberculines (Koch, Maréchal, Beruneck, Jacobs, Denys) ; à la bactériothérapie, le traitement de la tuberculose par les inoculations de substances bactériennes (la tuberculine T. R. de Koch et le vaccin de Wrigh), ainsi qu'avec les méthodes de sérothérapie antituberculeuse, ayant en tête les sérums de Maragliano Marmorek, Lannelongue et de nombreux autres expérimentateurs.

Un praticien, quand il est isolé, ne peut acquérir la compétence nécessaire pour faire une étude comparative d'un si vaste sujet ; mais une autre difficulté que l'on ignore en général dans le public médical, en matière de traitement spécifique de la tuberculose, les résultats dépendent de la sagacité de celui qui applique le traitement, c'est que la toxinothérapie et la bactériothérapie antituberculeuses constituent une spécialité que l'on ne peut acquérir qu'avec une longue expérience, toujours laborieuse et parfois même très épineuse.

Il en est de même jusqu'à un certain point dans la sérothérapie, comme nous venons de le voir.

En continuant ainsi, sur plus de 4.000 malades bien suivis de près, j'ai acquis la conviction que les inconnus de la tuberculose sont beaucoup plus nombreux que les études expérimentales et cliniques les plus remarquables n'ont pu nous déceler. Que le lecteur me pardonne si je parais prétentieux au prime abord : je pose la question *comment doit-on comprendre la tuberculose humaine ?*

Maladie relevant de par son étiologie d'une infection, ayant un caractère tout à fait particulier à prédisposition héréditaire, la tuberculose est l'affection la plus répendue de l'espèce humaine. *N'est pas phtisique qui veut, mais est tuberculeux celui même qui ne veut pas.*

Laissant de côté les minutieuses recherches de certains expérimentateurs pour élucider le mécanisme de la tuberculisation, les voies d'entrée du bacille, c'est un fait connu que la tuberculisation procède par étapes, plus ou moins rapidement selon les sujets, d'une façon plus ou moins latente selon les conditions sociales de chacun, et pouvant s'arrêter à une de ses étapes ou les parcourir toutes pour aboutir dans un cas à la consomption et constituer dans d'autres cas les formes anormales, les tuberculoses inflammatoires ou atypiques, allant petit à petit jusqu'à produire des dystrophies, tels l'obésité et le diabète.

La première étape de la tuberculisation est l'*étape ganglionnaire.* Quelle que soit la voie d'entrée du bacille, personne de nous ne peut prétendre de ne pas avoir ingéré quelques bacilles de Koch ou ne pas en avoir inhalé par les poussières. Que cette entrée commence par les sous-muqueuses de l'arbre respiratoire, par les voies digestives ou même par les égratignures de l'épiderme, attirés par les vaisseaux lymphatiques, les bacilles sont arrêtés dans les ganglions.

La tuberculose ganglionnaire, la *première étape de l'infection,* est la règle chez nous tous. Les ganglions lymphatiques macroscopiquement sains inoculés au cobaye produisent la tuberculose, et bien plus, ces mêmes ganglions microscopiquement sains produisent encore l'infection chez le cobaye.

Ces faits semblent être ignorés par la plupart des médecins, et le diagnostic de la tuberculose en souffre forcément. D'une manière générale, comme demande Weischelbaum (1) dans ses études sur l'infection tuberculeuse, il ne faut pas oublier :

1° Que le bacille n'est pas obligé de produire une lésion anatomique ou histologique à l'endroit même où il a pénétré.

2° Lorsque des bacilles ont pénétré dans les ganglions lymphatiques d'une région, ils ne sont pas nécessairement arrêtés par ceux-ci, car ces organes ne constituent pas des filtres bactéricides d'un pouvoir certain, les bacilles pouvant traverser plusieurs groupes lymphatiques et n'être retenus définitivement que dans l'un d'eux.

3° Il est prouvé aujourd'hui que le bacille ne provoque pas nécessairement dans les ganglions lymphatiques dans lesquels il est retenu une lésion spécifique tuberculeuse, mais que pendant un certain temps, d'ailleurs variable, il provoque une simple hyperplasie banale qui constitue le stade lymphoïde de la tuberculose.

4° Il est prouvé que les bacilles tuberculeux peuvent rester pendant un temps très long dans les ganglions lymphatiques à l'état absolument latent, sans provoquer aucune modification macro ou microscopique.

Pendant très longtemps, parfois même indéfiniment, les bacilles restent comme les prisonniers inoffensifs des ganglions. Ils sont d'autant plus inoffensifs que le sujet qui les héberge dans ses lymphomacrophages présente une plus grande résistance à la maladie. Cette résistance toutefois n'est pas l'œuvre seule de ces lymphomacrophages,

(1) Weischelbaum (de Vienne), *Centralbl. f. Bakt.*, XL, I.

mais de la teneur du sang en une substance étudiée par Wright, laquelle jouerait un rôle analogue aux *sensibilisatrices* dans les digestions intracellulaires. Si le sujet n'est point prédisposé, il finit petit à petit à rendre tout à fait avirulents ces bacilles, et dans ces cas, les plus rares, il est même possible, si de nouveaux apports ne viennent entretenir l'infection, que les bacilles finissent par disparaître tout à fait. Nous venons de voir toutefois que l'état indemne poussé à l'absolu n'existe même pas.

Tout le monde porte en lui le danger permanent de l'infection ; que l'équilibre entre la défense de l'organisme et celle du bacille vienne à fléchir en faveur de l'infection par la prédisposition du sujet secondée par des causes tenant aux conditions sociales, les bacilles font leur irruption dans le courant sanguin et produisent ainsi des *bacillémies*, qui passent si souvent inaperçues.

Que cette irruption vienne à être brusque et abondante d'emblée, la bacillémie prend les allures de la *granulie*.

Les poumons, par suite de leur position entre les deux circulations, sont les organes qui sont le plus souvent influencés par ces décharges bacillaires, mais aucun tissu n'y échappe en vérité ; chez les tuberculeux avancés, les tissus que l'on considérait indemnes inoculés chez les cobayes produisent encore la tuberculose. Cette contamination profonde de l'organisme dans un stade avancé indique assez que pendant les bacillémies tous les organes et les tissus, jusqu'à l'épiderme y compris, sont visités par les bacilles. On a relevé, ces temps derniers, la nature tuberculeuse de certaines dermatoses :les psoriasis, les impetigo, le purpura rhumatoïde, le parapsoriasis en gouttes ; l'acroasphyxie des mains, les tuberculides angiomateuses, on connaissait d'ailleurs les tuberculides verruqueuses et sous une forme plus manifeste les tuberculomes. La plupart de ces manifestations cutanées viennent brusquement et se généralisent d'emblée, et relèvent des bacillémies. Cette origine de ces manifestations tuberculeuses cutanées est parfois plus bruyante encore ; de véritables tubercules se forment et couvrent toute la surface cutanée avec une rapidité effrayante.

Chaque organe, chaque tissu, réagit à sa façon ; selon la virulence et l'abondance des bacilles et la fréquence de ces décharges, l'infection se manifeste ainsi sous des allures les plus disparates. — En règle générale, la tuberculose type est précédée par des tuberculoses, considérées atypiques ou tuberculoses inflammatoires. La fréquence de ces manifestations tuberculeuses est telle même que l'on doit admettre qu'elles précèdent toujours la tuberculisation type. On a ainsi, du moins cliniquement, la deuxième étape, *l'étape de la tuberculose inflammatoire.* — Les manifestations pathologiques de cette étape sont les bronchites chroniques, l'asthme, le rhumatisme tuberculeux, les péricardites, les pleurites, les néphrites, et en règle générale la sclérose des différents organes. Chez les uns et non point les moins nombreux les manifestations de cette deuxième étape, la plupart des tuberculoses atypiques restent toute la maladie et créent ces états morbides aboutissant à l'arthritisme que l'on a si souvent opposé comme diathèse morbide à la diathèse scrofuleuse et à la tuberculose.

. Pendant qu'une tuberculose inflammatoire évolue ou persiste, l'intoxication de l'organisme produite par ces lésions inflammatoires crée des dystrophies sanguines, comme l'obésité. Cette obésité est même l'aboutissant naturel toutes les fois qu'une tuberculose tend à guérir, quand les bronchites se transforment en asthme ou une tumeur blanche tend à l'ankylose. Celle-ci se complique encore davantage et quand la sclérose atteint le foie et le pancréas, la fonction glycogénique de l'organisme dévie et se crée ainsi l'hyperglycémie et le diabète gras.

Le public ne se fait point cette idée de la tuberculose, mais nous autres médecins nous devons y regarder de près. — La tuberculose inflammatoire avec toutes ses consé-

quences englobe ainsi des états pathologiques que l'on a
eu tort de considérer jusqu'ici comme des entités morbides. Le tableau est plus saisissant encore si à côté du
rôle infectieux de cette étape on considère le rôle toxique
qui s'ensuit.

Les études cliniques remarquables de Poncet nous ont
familiarisés déjà avec cette forme de tuberculose, et quand
on applique un traitement spécifique, on est frappé de
l'exactitude de l'opinion de Poncet ; mais celle-ci ne donne
encore qu'une idée imparfaite sur l'étendue des manifestations tuberculeuses. La fonction respiratoire dans la sclérose
pulmonaire troublée donne les crises d'asthme, la fonction
glycogénique dans la sclérose hepatopancréatique aboutit
à l'hyperglycémie, la fonction de l'épithélium rénal dans
la sclérose de cet organe crée l'urémie, et combien nombreuses autres fois l'intoxication ne produit-elle pas à elle
seule des troubles fonctionnels avant les troubles organiques ? Les albuminuries, les phosphaturies, les troubles
digestifs, l'hyperchlorhydrie, cette dernière surtout qui
relève, dans l'immense majorité des cas, d'une intoxication
tuberculeuse. Je n'ai pu rencontrer un seul hyperchlor-
hydrique chez qui la tuberculose ne soit venue de près ou
de loin se manifester. Mon attention a été plus frappée de
l'amélioration de ce symptôme par le traitement sérothérapique. Ces faits avaient déjà attiré l'attention des cliniciens,
et Marfan a déjà relevé que chez les tuberculeux les dyspepsies hypopeptiques étaient précédées par des formes
hyperpeptiques. Bien plus, ce que les études cliniques ne
pouvaient nous expliquer, l'ulcère de l'estomac, précédé si
souvent par de longues crises d'hyperchlorhydrie, relève lui
aussi d'une toxi-infection tuberculeuse. Le syndrome de
cet état pathologique qui semble bien défini, constituant
en quelque sorte dans la pathologie digestive une entité
nettement différenciée dans sa marche avec ses douleurs
intenses, les vomissements rebelles, les hématémèses abondantes, parfois foudroyantes, précédés par des troubles fonc-

tionnels d'hyperchlorhydrie, cache derrière ce tableau toujours une tuberculose torpide.

Il y a là quelque chose de particulier qui n'a pas suffisamment attiré l'attention des cliniciens.

Je n'ignore point qu'en médecine tout ce qui est contraire à l'opinion courante demande à être soutenu pour ne pas paraître ridicule, mais le médecin, que sait-il de la pathogénie de l'ulcère gastrique ?

L'a-t-on élucidée? La pathologie reste muette sur ce côté, et tous les essais sont restés stériles pour relever l'étiologie de cette maladie. Les uns l'ont assimilée au mal perforant plantaire ou palmaire, mais la chose n'a pas été démontrée; on a voulu faire jouer une cause à l'alcoolisme, les faits n'ont pas été favorables à cette opinion, enfin Gilles de la Tourette a incriminé l'hystérie. Bref, comme dit Dieulafoy, la cause réelle de l'*ulcus simplex* nous échappe souvent.

Les auteurs qui se sont occupés de la pathologie digestive sont d'accord pour déclarer que l'hyperchlorhydrie, l'hypersécrétion et l'ulcère, font partie d'une même famille pathologique ; la cause la plus fréquente, la toxi-infection tuberculeuse des dyspepsies à forme hyperpeptique, demande ainsi une part légitime dans l'étiologie de la maladie de Cruveilhier.

L'ulcère aboutit à la phtisie dans une proportion très considérable, 10 0[0 des cas (Max Einhorn). Si pour beaucoup d'auteurs la fréquence de phtisie chez les ulcéreux s'explique par la dénutrition profonde occasionnée par des troubles digestifs, cette opinion n'est-elle pas un peu arbitraire? Dans beaucoup d'états cachectiques, surtout chez les cancéreux, cette dénutrition profonde n'entraîne point une complication pareille. Mais que dire des relations très intimes de tuberculose avec l'ulcère avant que celui-ci aboutisse à cette dénutrition profonde? La fréquence des bronchites, des lésions des sommets, la fréquence des manifestations tuberculeuses chez les ascendants, les collatéraux ; les formes nettement tuberculeuses de l'ulcère gastrique, précédées elles aussi par de longues crises d'hyperchlorhydrie avec hémathémèse *supplémentaire*, l'amélioration constante chez les malades *plus par le repos* que par les médications, tout cela me semble assez complexe, et ne se voit-on pas ainsi amené à réclamer pour l'*ulcus simplex* une cause qui englobe les états préulcéreux, l'ulcère nettement tuberculeux et l'*ulcus simplex*, tant dans ses manifestations que dans ses complications, dans sa parenté avec les états qui relèvent de la même étiologie, c'est-à-dire de la toxi-infection tuberculeuse ?

J'ai donné mes soins en 1903 à une jeune femme de 26 ans ; père et mère bien portants, un frère gendarme, il n'y avait chez elle aucune tare héréditaire *ni personnelle* ; lingère de sa profession, petite de taille, mais d'un embonpoint enviable, souffrait depuis des années de douleurs atroces dans l'estomac. Point xyphoïdien très douloureux, surtout à la pression; elle qualifiait sa douleur d'atroce qui traversait son estomac de part en part, aussi elle avait épuisé tous les calmants. Précédée par de longues crises d'hyperchlorhydrie, sa douleur augmentait après le repas, se calmait avec les vomissements et était d'autant plus intense qu'elle ingérait des aliments solides. Voici donc tout le tableau complet de l'*ulcus simplex*. — Avec le régime liquide qu'elle s'était imposé déjà elle-même elle fut soumise aux pansements de bismuth dont elle avalait une suspension dans un 1/2 verre d'eau de six grammes deux fois par jour. Elle fut soignée aussi avec une solution de nitrate d'argent 1ι4000, deux cuillerées par jour ; son état s'améliora sensiblement.

En 1904 elle vint me voir pour une toux rebelle sans amaigrissement, pas d'appétit, matité au sommet gauche avec légère fièvre tous les soirs; soignée par les injections de sérum, elle recouvra son appétit, la matité disparut et la toux aussi.

En 1905 elle vint encore cette fois-ci pour une extinction de la voix, grosses amygdales, les deux sommets congestionnés, fièvre allant à 38°; elle a été soignée pendant deux mois avec les fumigations, repos et les antipyrétiques, malgré cela son état s'aggrava. A partir elle a été soumise encore aux injections de sérum. En cours du traitement, quand elle s'améliorait de ses poumons et de son larynx, elle fit une crise de l'ulcère. Actuellement très bien portante, elle reste toujours sensible du creux épigastrique et reste sujette aux crises d'hyperchlorhydrie.

On sait avec quelle constance les pansements au bismuth, surtout combinés avec le repos, donnent un résultat certain dans le traitement de l'ulcère rond ; on sait aussi que les améliorations sont lentes, et souvent très fragiles, l'ulcère récidive fréquemment jusqu'à l'âge de 45 à 50 ans. Les résultats obtenus par la sérothérapie sont beaucoup plus sensibles, beaucoup plus rapides et moins fragiles.

J'ai soumis au traitement par les injections de sérum une femme âgée de 50 ans, atteinte d'un ulcère rond typique de l'estomac. Cette femme, qui ne pouvait pas s'imposer le régime liquide, subissait des atteintes fréquentes de crises douloureuses. Elle était amenée à garder chez elle religieusement sa solution de morphine et une séringue de Pravaz pour calmer ses douleurs atroces qui l'immobilisaient à chaque crise pendant plusieurs jours au lit.

Sur mes conseils elle accepta de se soumettre au traitement spécifique, et depuis deux ans elle n'eut point besoin de se faire aucune injection de morphine.

Ces faits, recueillis dans la clientèle d'un praticien isolé, peuvent ne pas paraître concluants ; c'est pour cela que je ne tiens pas à rapporter les observations des ulcéreux gastriques qui n'ont eu un résultat favorable que par les injections du sérum.

Mais voici une observation relatée par Albanas (1), qui

(1) Société des médecins de Saint-Pétersbourg, 6-20 février 1907. *Presse méd.*, 14 sept. 1907, page 591.

appuie la thèse de la nature toxi-infectieuse tuberculeuse de l'ulcère rond le plus typique.

Il s'agit d'une femme qui, malgré une gastro-entérostomie et malgré plusieurs cures médicales sévères, ne parvient pas à être débarrassée de son ulcère. Gastro-entérostomie en 1904 par Hohlbeck (gastro-entérostomie en bouton). Cette femme vit disparaître ses troubles pendant environ 6 mois, au cours desquels elle avait suivi d'ailleurs un régime sévère. Or, malgré cette opération et malgré ce régime, elle fut reprise en 1905 de nouvelles douleurs très intenses et de vomissements répétés. Au cours de l'exploration de l'estomac on constate, à l'examen radioscopique l'existence d'un corps étranger dans l'estomac ; c'était le bouton de Murphy qu'on croyait cependant éliminé depuis longtemps. Gastrotomie, extraction du bouton ; nouvelle cure médicale. Amélioration passagère jusqu'à il y a six mois : depuis réapparition des douleurs et des vomissements. La malade réclame une nouvelle opération, mais comme on ne constate aucun signe de stagnation stomacale — les lavages ne ramènent jamais aucun résidu, l'acidité est normale, la réaction au gaïac négative — on a reculé jusqu'ici devant cette nouvelle intervention qui ne semble pas suffisamment justifiée. *A noter que cette malade, maigre et chétive, est atteinte de tuberculose chronique des sommets pulmonaires et a presque quotidiennement des élévations de température atteignant 38°.*

Une tuberculose chronique des sommets qui se déclare en 1905, tout en étant cliniquement latente en 1904, existait certainement bien auparavant, l'ulcère rond de la malade n'était donc tout au plus qu'une localisation toxi-infectieuse au cours d'une tuberculose chronique.

J'ai rapporté plus loin l'observation d'un diabétique chez qui l'apparition de l'ulcère coïncida avec la disparition de sa glycosurie ; mais cet homme, tant avant qu'après son diabète, était sujet aux crises d'asthme et à mon examen présentait une bronchite monolatérale au côté gauche, avec submatité sur toute l'étendue du poumon avec ophtalmoréaction à la tuberculine positive.

J'ai été appelé à donner mes soins à un cantonnier âgé d'une cinquantaine d'années pour des crises gastriques douloureuses, dont le début datait de 9 mois et qui pendant ce temps avait été soigné par la thérapeutique polypharmaceutique et avalé près de 200 francs de médicaments de toute sorte. Son médecin avait diagnostiqué chez lui une dilatation de l'estomac avec entérite chronique. Quand je fus appelé, depuis plusieurs jours les douleurs persistantes avaient nécessité des injections quotidiennes de morphine. Cet homme, jouissant d'un embonpoint considérable, était atteint d'un ulcère gastrique, avec point xyphoïdien et exacerbation des douleurs à la pression, l'ingestion d'aliments solides produisant des crises atroces, vomissements rebelles, tout cela précédé par de longues périodes d'hyperchlorhydrie, des aigreurs dans l'estomac.

En septembre 1906, à mon premier examen, à ce tableau s'ajoutaient des douleurs précordiales, augmentant à l'inspiration, et l'auscultation décelait dans toute cette région une pluie de râles très fins, très ténus, rien qu'à l'inspiration.

Il fut soumis aux injections du sérum. En octobre, un mois après, il n'y avait plus traces de symptômes gastriques et il pouvait déjà supporter un régime mitigé, ne présentant plus ni les douleurs précordiales, ni les râles fins.

Ces faits indiquent que l'ulcère est l'apanage des tuberculeux torpides ou guéris. Cette genèse paratuberculeuse de l'ulcère gastrique s'affirme aussi par les chiffres que le Dr Dubard (1), de Dijon, apporte. Tous les ulcéreux opérés avaient des lésions incontestables de tuberculose guérie, ou en voie de guérison ou d'évolution. Chez tous

(1) Dr Dubard (Dijon), *Fréquence de l'ulcère gastrique chez les tuberculeux torpides.* Congrès international de la tuberculose, 1905, page 633.

ces malades la tuberculose précéda l'ulcère et n'a pas été consécutive aux troubles dyspeptiques. « Quelle que soit donc la pathogénie de l'ulcère, un trouble trophique consécutif à une névrite tuberculeuse ou paratuberculeuse du pneumo-gastrique, on peut affirmer que la tuberculose à l'origine de l'ulcère est le facteur étiologique. »

Les troubles fonctionnels digestifs chez les tuberculeux sont déjà assez connus, il est même à remarquer que pour beaucoup d'auteurs tout trouble digestif dont on ignore la cause est considéré comme étant de nature tuberculeuse. La gastralgie, les névralgies de l'estomac, pour lesquelles le médecin est si souvent consulté, cachent une intoxication tuberculeuse ; mais toutes les névralgies, en général, dépendent beaucoup plus souvent d'une intoxication tuberculeuse que des autres infections. Ce sont surtout les névralgies d'origine névritique, les névrites en général dont on ignore si souvent la nature tuberculeuse.

Ces névrites, parfois fugaces, d'autres fois intenses et durables, allant des parésies simples jusqu'aux paralysies même chez les tuberculeux avérés, sont souvent mises sur le compte d'une intoxication autre que la tuberculose.

En cours d'une phtisie et d'emblée parfois, brusquement le malade est pris d'une parésie des muscles de la jambe, accompagnée de douleurs ; ce sont surtout les extenseurs qui payent un large tribut à cette manifestation. Le médecin, si peu qu'il relève un peu d'alcoolisme chez son malade, pense aux névrites alcooliques. Toutes ces névrites au cours d'une tuberculose, survenant à la suite d'une marche fatigante, sont dues aux poisons tuberculeux. En règle générale, le praticien diagnostique plus souvent une névrite alcoolique qu'une névrite tuberculeuse ; mais, comme le fait remarquer Babinsky, les névrites alcooliques sont accompagnées des névrites du nerf optique, et ce n'est pas du tout le cas dans les névrites des tuber-

culeux. Très souvent la névrite atteint un nerf sensitif, de
là les névralgies tenaces : ce sont surtout les sciatiques de
tout âge ; après le refroidissement, après une grippe, après
une bronchite, parfois même sans cause connue. Une
névralgie tenace sur le trajet du nerf crural précède des
années auparavant l'apparition d'une tumeur blanche du
genou ; une névralgie lombaire suivant les trajets des
nerfs abdomino-génitaux chez l'adulte est l'avant-coureur
d'un abcès par congestion ; il en est de même des névralgies
intercostales qui sont les précurseurs éloignés des pleurésies. Les rachialgies rebelles que nous avons appris à
diagnostiquer, la rachialgie des neurasthéniques, sont
encore les signes qui indiquent un travail de tuberculisation de la colonne vertébrale aboutissant lentement à
une forme ankylosante.

La tuberculose la plus latente se manifeste ainsi par une
atteinte douloureuse des nerfs du voisinage de la lésion.
L'endolorissement des sommets qui apparaissent et disparaissent bien avant que la phtisie type ne s'installe
indique encore l'imprégnation des premiers nerfs inter-
costaux par les toxines qui dégagent des tubercules encore
discrets du sommet que l'auscultation ne permet pas de
diagnostiquer.

Il n'y a pour ainsi dire pas une lésion tuberculeuse qui
n'entraîne simultanément une intoxication névritique par
voisinage. La réaction faradique des muscles autour des
jointures atteintes de tumeur blanche est diminuée,
parfois même abolie. Dans la plupart de ces cas, l'intoxication n'est pas seulement névritique, mais frappe
aussi tous les tissus et surtout les muscles. Dans tous ces
cas, il y a plus qu'une névrite, il y a une *névromyosite*.

C'est par ce mécanisme que l'on doit expliquer la diminution du murmure vésiculaire au début d'une phtisie.
Cette diminution du murmure vésiculaire doit être distin-
guée essentiellement de la rudesse respiratoire. Ainsi
entendue, elle ne semble point relever de l'obstruction

des acinis par des tubercules, comme prétendent les
classiques avec Grancher, mais d'une intoxication de
toute la région atteinte, thoracique et pulmonaire, par les
poisons tuberculeux. Elle est la règle après la pleurésie, et
la cause relevée par les classiques qu'elle serait due aux
adhérences n'explique pas pourquoi cette paresse respiratoire disparaît lentement, tandis que les adhérences
s'organisent à un tissu plus fibreux, surtout qu'elle cède
très facilement et très rapidement à la méthode spécifique.

Les conséquences de ces névro-myosites ne sont pas
seulement l'impotence et la douleur, mais aussi un arrêt
dans le développement. La scoliose, qui a été considérée
longtemps comme une entité morbide, comme une affection indépendante, n'est qu'un résultant d'une névro-myo-
site de bas âge localisée à une moitié de la région thoracique, suite d'une pleurésie ou d'une lésion quelconque
tuberculeuse d'enfance.

Les théories admises de la scoliose non seulement sont
peu satisfaisantes, mais inadmissibles. La théorie musculaire suppose une faiblesse des masses musculaires du côté
convexe, mais ces muscles, qui seraient ainsi théorique-
ment malades, ne sont nullement altérés et répondent aux
excitations électriques. La théorie osseuse, par trop
gratuite, admet une maladie osseuse limitée à l'une des
moitiés de chaque vertèbre. Cette notion est tellement
arbitraire, qu'elle cesse d'être scientifique et logique.
Pour Leduc (1), la scoliose serait la conséquence d'une
symphyse pleurale, mais est-il possible d'admettre que les
adhérences, aussi fibreuses soient-elles, puissent arrêter
dans leur développement les côtes, encore moins les vertèbres ? Si la symphyse pleurale est la règle chez les
scoliotiques et du côté concave qui est le côté malade, et
non pas le côté convexe, comme on l'a prétendu jusqu'au-

(1) Leduc, *Ions et médication ionique*, page 32.

jourd'hui (1), celle-ci n'est point la cause de l'arrêt dans le développement de toute la moitié thoracique ; cet arrêt dans le développement est dû à l'intoxication tuberculeuse ; ce sont des altérations névritiques de toute la région osseuse, musculaire, aponévrotique et autres.

Des exemples de l'arrêt de développement dans d'autres régions où des formations adhérentielles n'interviennent nullement indiquent suffisamment que la symphyse pleurale de bas âge n'entraîne pas la scoliose, mais qu'elle coïncide avec elle.

Dans certaines formes de tuberculoses pulmonaires chroniques monolatérales, on observe très fréquemment que toutes les jeunes phtisiques ont, en même temps que la moitié thoracique, le sein du côté malade qui ne se développe pas ; il en est de même des membres qui ont été le siège, dans le jeune âge, d'une localisation tuberculeuse.

La photographie ci-après donne l'exemple d'un arrêt de développement de tout le membre inférieur.

Le membre inférieur droit a été le siège d'une tumeur blanche du genou et du cou-de-pied. La différence de longueur en faveur pour le membre inférieur gauche dépasse 12 centimètres.

La pathogénie de scoliose relève donc d'une intoxication de toute la région thoracique, qui frappe d'un arrêt de développement toute la moitié thoracique, côtes, vertèbres, muscles, aponévrose, etc. Tandis qu'un côté se développe normalement, le côté convexe, le côté concave, le côté malade, tous les organes sont arrêtés dans leur développement. C'est pour cela que la scoliose qui se manifeste tardivement, lentement, progressivement, est la conséquence toxique d'une lésion tuberculeuse pleuro-pulmonaire ou autre de l'enfance.

Quant aux tuberculeux qui réalisent des névrites pré-

(1) Desfosses, Société de l'internat des hôpitaux de Paris, 29 mars 1906.

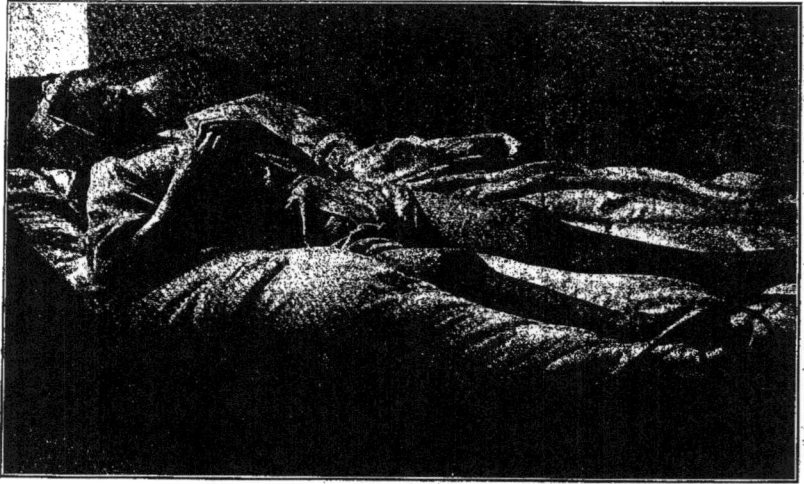

phériques, indépendamment du voisinage de la lésion, ce sont ceux qui font une tuberculose fermée et en même temps toxique, ou alors très souvent un usage immodéré des membres qui s'intoxiquent. Ceux qui font une tuberculose ouverte sont très souvent indemnes de ces manifestations névritiques éloignées, celles-ci apparaissent quand les fistules tarissent, il y a ainsi une corrélation entre le mode d'intoxication de l'organisme et la forme de tuberculose que réalisent les malades.

Les méfaits de l'intoxication tuberculeuse sont plus nombreux que l'on n'y pense ; à côté des névrites et des névro-myosites avec toutes leurs conséquences, douleur, impotence et arrêt de développement, il faut encore considérer l'*inertie fonctionnelle* qui crée des états morbides d'une gravité extrême. Dans cette catégorie des faits on pourrait citer la plupart des cas de confusion mentale, les crises d'asthme, l'asystolie et surtout l'urémie.

Dans ses études, P. Teissier relève la physionomie particulière de l'urémie chez les tuberculeux. Celle-ci serait surtout caractérisée par les phénomènes respiratoires et intestinaux, avec subdélire et le coma doux, différant de l'urémie des brightiques, la grande urémie, avec bruits de galop, intoxication cérébrale et les convulsions.

En rapportant la différence de l'urémie chez les tuberculeux avec la grande urémie, on n'est pas moins obligé de remarquer qu'à la forme d'urémie particulière chez les tuberculeux correspond la forme particulière de leur lésion rénale, la néphrite parenchymateuse subaiguë ou chronique ; et la grande urémie, urémie avec convulsions et phénomènes cérébraux, correspond à la forme scléreuse et atrophique des néphrites. Cette différence ne nous autorise point à séparer ces deux formes de néphrites quant à leur étiologie ; il y a des tuberculeux, et c'est la majorité, qui réalisent la néphrite diffuse épithéliale, subaiguë ou chronique : ce sont ceux qui réalisent en même temps la tuberculose pulmonaire chronique ; par

contre, la néphrite chronique atrophique coïncide plus
souvent avec la tuberculose pulmonaire chronique scléreuse, et d'après Bennet elle est l'apanage des tuberculeux qui guérissent. En cherchant à décrire une urémie
particulière chez les tuberculeux, urémie respiratoire et
intestinale, on serait tenté de considérer que la néphrite
chronique atrophique, aboutissant à l'urémie aiguë, ne
serait pas de nature tuberculeuse, qu'elle relèverait
d'autres processus inflammatoires que de la tuberculose.

Cette manière de voir cadre mal avec tout ce que
nous connaissons des modalités si variées de l'infection
tuberculeuse. La tuberculose réalise toutes les formes
inflammatoires, et il n'y a pas de doute que le mal de Bright
classique est une néphrite tuberculeuse.

Décrite magistralement par Bright, étudiée par de
nombreux cliniciens, la néphrite chronique atrophique
est par excellence un mal tuberculeux.

De toutes les causes que l'on a relevées chez les brightiques, la scarlatine, la rougeole, la diphtérie, la pneumococcie, on ne les rencontre chez eux que très rarement. Il
n'est point admissible d'ailleurs, quoique le veuillent les
classiques, que tous ces états passagers, après avoir désor-
ganisé le parenchyme rénal, puissent continuer un rôle
sclérosant à travers les années.

Il y a même en plus quelque chose d'incohérent dans
cette étiologie de brightisme. Parfois une néphrite aiguë
évolue, scarlatineuse ou autre, le rein est essentiellement touché, il y a une albuminurie intense, mais le
malade, une fois guéri de cette albuminurie, ne fait pas de
brightisme. D'autres fois le rein est à peine touché, mais
celui-ci s'achemine vers le brightisme avec les terribles
conséquences d'une urémie toxique.

Alors entrent en lignes toutes les infections, c'est une
pneumococcie, c'est une grippe, c'est une rougeole, c'est
du paludisme. Mais cette manière de voir n'est-elle pas
illogique ? Que ne diriez-vous du clinicien qui voudrait

pour la bronchite chronique assigner l'étiologie de toutes ces infections : c'est du streptocoque, le staphylocoque, du tétragène, le pneumocoque ou autre? Et quel est le facteur le plus essentiel sinon absolu de la bronchite chronique, n'est-il pas le bacille de Koch ?

La sclérose d'un organe, toxique ou toxi-infectieuse, relève des causes soutenues et durables ; il n'y a même pas pour ainsi dire un état scléreux dont l'étiologie dépende d'une phlegmasie aiguë. Un maniement aussi lent que la sclérose d'un organe aboutissant à son atrophie demande une cause chronique.

En règle générale, le brightique n'est pas seulement un scléreux de ses reins, mais aussi c'est un asthmatique, c'est un cardiopathe. Cette triade pathologique se rencontre même si souvent que l'on ne peut pas accepter, pour l'immense majorité des brightiques, cette étiologie banale, assignée par les classiques tenant d'une infection passagère : la rougeole, la scarlatine, la grippe ou autre.

Qu'il y ait des infections qui s'attaquent particulièrement à désorganiser l'épithélium rénal comme la scarlatine, c'est entendu, mais la thèse devient fragile quand sur cette cause morbide passagère vous édifiez un état pathologique qui exige une action prolongée, une étiologie chronique comme l'est cet état pathologique. De toutes les infections chroniques, c'est encore la tuberculose inflammatoire qui reste le facteur le plus fréquent de brightisme.

Pour certains auteurs comme pour Grasset, de Montpellier, le brightisme serait occasionné aussi par tabagisme et par le saturnisme ; nous ne demandons pas mieux que de le croire, mais qu'on nous en donne les preuves.

Pour d'autres, le brightisme serait engendré aussi par la lithiase rénale ; mais cette lithiase, l'apanage des arthritiques avérés n'a peut-être pas plus droit à une entité morbide que l'arthritisme lui-même et ne constitue probablement qu'une manifestation très éloignée et très atypique aboutissant à cette dystrophie sanguine par des atteintes

passagères de tuberculose inflammatoire chronique.
Non seulement cette étiologie des classiques pour néphrite chronique atrophique apparaît illogique, mais elle
est en plus inadmissible. Par contre, tout porte à croire
que le facteur le plus fréquent, sinon absolu, du maniement si lent vers une sclérose totale du parenchyme rénal
est la toxi-infection tuberculeuse.

On a une certaine difficulté à reconnaître à la tuberculose le droit de produire la néphrite scléreuse atrophique.
La plupart des médecins restent encore dans l'étroit cadre
de la conception de Cornil et Hanot qui ont écrit : *les observations de néphrite interstitielle imputables à la tuberculose chronique sont peu nombreuses et peu nettes.*

Cette conception, si elle n'est pas arbitraire, n'est pas
moins erronée. Quand on voit des scléroses diffuses et
uniformément étendues des poumons survenant chez des
tousseurs chroniques dont la nature tuberculeuse ne fait
de doute pour personne ; quand on voit qu'une arthrite
fibreuse complète l'évolution favorable d'une tuberculose
articulaire, on se demande pourquoi l'évolution scléreuse
d'une néphrite serait une preuve contre l'origine tuberculeuse de cette néphrite.

Pour faire d'une néphrite scléreuse atrophique une
néphrite tuberculeuse, quelques auteurs, Devic et Rieux(1),
pensent qu'il faut d'abord chercher si l'alcoolisme, le saturnisme, une maladie infectieuse (scarlatine, diphtérie, etc.),
ne se rencontrent pas chez les malades. Quelle valeur peu-
vent-elles avoir ces banalités étiologiques reconnues comme
facteurs sclérogènes : alcoolisme, saturnisme, scarlatine,
diphtérie, etc., *l'usure physiologique* et l'artériosclérose ?

Le rein n'est pas seulement l'organe qui se tubercu-
lise très communément, c'est encore l'organe où la tuberculose peut se présenter dans ses modalités multiples et
variées. A côté des lésions spécifiques folliculaires, tuber-

(1) *Revue de médecine*, tome XXVIII, août.

culose rénale dite médicale et la tuberculose rénale chirurgicale, qui n'est presque jamais unilatérale, quoique l'on ait cru jusqu'aujourd'hui, il faut considérer des lésions diffuses simples, presque banales. Ces lésions sont multiples et variées ; depuis les recherches de Rayer, la plupart des auteurs, Lecorché, Cornil, Hanot, Landouzy, acceptent que la cause la plus fréquente de la néphrite diffuse parenchymateuse, de cette néphrite hydropigène, du gros rein blanc, c'est la tuberculose. Les recherches de Salomon et de L. Bernard, élèves de Landouzy, démontrent que les injections par la voie veineuse des bacilles produisent des néphrites aiguës, c'est-à-dire une infiltration embryonnaire et de glomérulo-néphrite pour le tissu interstitiel des reins, des altérations cellulaires banales avec production des cylindres pour les tubes de cet organe. Une autre preuve que ces lésions diffuses sont de nature tuberculeuse nous est donnée par la coexistence de ces lésions banales de toute néphrite aiguë avec des lésions folliculaires. C'est la néphrite mixte, que l'on pourrait appeler néphrite type de Jousset et de L. Bernard, où au milieu des lésions banales on trouve quelques tubercules discrets.

Si la néphrite tuberculineuse (Chauffard) n'est point admise aujourd'hui, par contre la fréquence des lésions rénales tuberculeuses est telle qu'il n'y a pas un seul tuberculeux qui puisse avoir les reins normaux. Alors même que pendant la vie il ne se serait manifesté aucun symptôme d'insuffisance rénale, à la nécropsie de tout tuberculeux chronique on trouve des lésions nettes spécifiques (Daunic et Pissavy).

Il ne faut point oublier d'ailleurs que les recherches expérimentales ne peuvent pas nous donner l'explication étiologique de toutes les manifestations tuberculeuses des reins. La clinique a droit à certaines considérations qui n'ont rien à faire avec l'expérimentation. Aux lésions spécifiques folliculaires avec ou sans caverne il faut ajouter non seulement la néphrite parenchymateuse diffuse, presque toujours tuberculeuse, et les néphrites aiguës et sub-aiguës avec albuminurie abondante ou fugace, mais aussi la dégénérescence amyloïde des reins qui, de l'avis de Brault, serait l'altération rénale la plus fréquente spéciale aux lésions suppuratives et cachectisantes, les albuminuries orthostatiques (Chaliet et Poncet) (1), le rein poly-kystique tuberculeux (F. Curtis et V. Carlier) (2).

Quant à l'urémie, elle devient une manifestation toxique surajoutée au cours d'une intoxication chronique dans la sclérose des reins, dont le coefficient fonctionnel, déjà diminué par suite de cette sclérose, baisse davantage quand la toxi-infection gagne en intensité.

A part l'urémie rénale de Dieulafoy, qui ne dépend pas d'un encombrement de tubuli, ni d'une lésion rénale, en règle générale l'urémie est l'apanage des brightiques ; mais comme elle ne marche pas parallèlement avec l'envahissement des lésions rénales, puisque l'on observe des crises d'oligurie alternant avec les périodes où la sécrétion rénale est normale, on est bien obligé d'admettre que la fonction rénale chez les brightiques ne dépend pas seulement de ses altérations organiques, mais surtout d'une intoxication qui vient parfois diminuer cette fonction et même l'annihiler tout à fait.

Il serait difficile de mieux préciser, à l'état actuel de nos connaissances, par quelle voie la fonction rénale se trouve entravée ; sont-ce les nerfs vaso-moteurs qui sont atteints ou les nerfs excito-glandulaires dont l'existence pour la fonction rénale doit être considérée, d'après Delaunay (3), comme extrêmement favorable ?

Pour le clinicien, dégagée de ces détails scientifiques de physiologie, l'urémie acquiert une analogie et devient,

(1) *Presse médicale*, 1907, page 281.
(2) *Annales des organes génito-urinaires*, 1er janv. 1906 ; — *Presse médicale*, 1906, page 160.
(3) H. Delaunay, directeur de l'Ecole de médecine de Poitiers, *Presse médicale*, 12 août 1908.

dans la tuberculose inflammatoire chronique des reins, ce qu'est une crise prolongée dans l'asthme.

Ces considérations m'ont poussé à essayer la valeur du traitement antituberculeux sérothérapique en plein état urémique.

S., à M. (Deux-Sèvres). — Mal de Bright avec bruit de galop passager. Agé de 60 ans, a eu quelques fluxions de poitrine dans sa jeunesse. Urines rares, 1/4 de litre en 24 heures, congestions aux deux bases, essouffié, lèvres cyanosées.

Traitement classique; régime lacté absolu, et une potion iodurée. Malgré cela l'essoufflement augmente ; on exige du repos au lit et on fait de petites saignées, la valeur de 50 grammes. Après chaque saignée, le malade se trouve mieux, l'essoufflement diminue, il peut dormir. Mais l'oligurie persiste et le malade est obligé de s'appliquer des sangsues, tous les 4-5 jours, 2 à chaque fois, sur la région lombaire. Après deux mois de traitement, l'état gé-néral s'empire, les congestions des bases augmentent, les lèvres toujours cyanosées, essoufflement continuel, et la quantité des urines en 24 heures n'arrive pas à 1/2 litre.

Traitement par le sérum antituberculeux, en tout 3 in-jections. A partir de la première l'essoufflement disparaît, les urines réacquièrent le volume normal de 1 litre, et depuis deux ans et demi, il n'a point eu besoin de faire de régime, ni appliquer des sangsues, et le travail, qu'il put reprendre, ne produisit plus d'aggravation, comme c'était le cas avant le traitement.

Voici un autre cas. P., à la B., âgé de 56 ans, d'une taille superbe, une fille phtisique suite de pleurésie, guérie actuellement. En 1902, l'hiver, il est soigné pour une prétendue endocardite aiguë, avec vésicatoire sur la région précordiale. Congestions pulmonaires simulant l'asthme, souffles cardiaques anormaux, mais difficile à préciser s'il s'agit d'une cardiopathie ou du souffle extra-cardiaque. Fièvre aux confins de 38-39°, transpiration abondante. —

Renseignements pris, urines 1/2 verre dans 24 heures, saignée séance tenante de 100 grammes, traitement par la spartéine et iodure combiné avec régime lacté absolu. Après un mois de traitement, amélioration très sensible, urines 3/4 de litre, bruits de cœur normaux. Une phlébite se déclare en ce moment à la jambe droite, laquelle immobilise le malade pendant longtemps. Mais petit à petit, en l'été 1903, l'état s'améliore, urines 3 litres par jour. En l'hiver 1903, nouvelles crises d'asthme, nouvelle crise d'oligurie ; traitement médical impuissant ; soignées à partir par les injections de sérum, les crises d'asthme cèdent et les urines reacquièrent le volume de 3 litres par jour. En l'hiver 1906, crise de congestion pleuro-pulmonaire, urines très rares pendant quelques jours, un verre à peine dans 24 heures. Traitement par les injections de sérum, amélioration rapide de la diurèse, et les congestions pulmonaires, diminuées dès les premiers jours du traitement, disparaissent, dans trois semaines. A partir jusqu'à 1909, bronchite monolatérale, urines toujours 3 litres par jour. Le diagnostic d'un mal de Bright s'impose certainement chez lui avec polyurie et des crises d'oligurie, et derrière ce tableau la bronchite monolatérale n'est-elle pas suffisante pour faire comprendre que la sclérose rénale de notre malade est une sclérose d'origine tuberculeuse ?

Le praticien n'est pas habitué à considérer ces cas comme relevant de la tuberculose ; il est même à remarquer que souvent c'est la recherche bactériologique positive des urines qui décide la nature tuberculeuse d'une néphrite. Alors on est en face des bacilluries. Celles-ci n'existent même pas dans le gros rein blanc qui, nous venons de le voir d'après Rayer, Lecorché, Cornil, Landouzy et autres, relève de la tuberculose. Elles n'existent même pas dans la tuberculose de la vessie, dont le diagnostic est relativement assez facile. Les bacilluries sont la règle dans la tuberculose chirurgicale des reins, quand la désorganisation du parenchyme rénal est considérable, quand des morceaux entiers de tissu rénal sont éliminés, et le pronostic de ces tuberculoses rénales est fatal, à moins d'une néphrectomie précoce.

Certes exceptionnellement la guérison spontanée a lieu, mais alors, comme l'a démontré Albarran, c'est au prix d'une élimination entière de tout le parenchyme rénal. Dans l'immense majorité des cas, l'évolution est fatale par infection vésicale, prostatique, épididymaire, par généralisation et la cachexie.

Un rein tuberculeux avec bacillurie exige, d'après les cliniciens spécialistes, une néphrectomie et une néphrectomie précoce. Il n'y a pas de traitement médical de bacilluries d'origine rénale, il n'y a qu'un traitement chirurgical.

Cette indication opératoire change beaucoup devant le traitement spécifique antituberculeux. Les bacilluries cèdent aux injections du sérum antituberculeux et l'évolution fatale de la tuberculose chirurgicale des reins change de pronostic. En voici une observation :

F., à Saint-Vincent (Deux-Sèvres). — Agé de 31 ans. Une pleurésie à 18 ans qui a entraîné un affaiblissement général pendant 3 mois. A la suite une furonculose qui dura près d'un an. Pas de blennorrhagie ; marié il y a sept ans, a eu un enfant bien portant.

En août 1907, après ses 28 jours, a eu une hématurie, trois semaines après une autre hématurie. Nouvelle hématurie à la fin d'avril 1908, et depuis quelques petites crises qui ne dépassent pas 24 heures.

Etat actuel, au 10 mai 1908. — Appétit médiocre, digère bien, selle quotidienne, dort bien, tousse très peu, crache les matins. — Urines 4 litres en 24 heures, pollakiurie avec sensation de brûlure après chaque miction. Urine très souvent trouble, avec quelques gouttes de sang après chaque miction. Présence du pus dans le dépôt avec beaucoup de parcelles blanchâtres, floconneux ; bacilles de Koch dans le dépôt à l'examen direct microscopique.

Soigné par le docteur de Félice, pointes de feu sur les reins et sur le thorax ; c'est un tuberculeux vésico-rénal et prostatique. Douleurs dans la région gauche des reins ; à la palpation, le rein est gros et descend 4 travers de doigts. Une sonde introduite dans la vessie s'arrête dans la région prostatique, il faut le redressement anal pour la rentrer dans la vessie.

Au 10 mai 1908. — Traitement par le sérum antituberculeux, une injection tous les huit jours ; fin juin le rein gauche diminué de volume ne dépasse plus le rebord costal, miction diminue de fréquence, la polyurie baisse à 1 litre et demi, état général bien meilleur, le malade reprend son travail, se considérant satisfait de cette amélioration.

La bacillurie n'est pas la seule indication opératoire, les hématuries abondantes et fréquentes en constituent une autre. Ces hématuries cèdent très rapidement aux injections du sérum.

B., à la Bauverie. — Agé de 46 ans. Antécédents héréditaires, père vit, vigoureux, mère morte jeune d'une fluxion de poitrine. Le 2ᵉ des 3 enfants, l'aînée est morte à l'âge de 24 ans d'une fluxion avec tremblement dans les genoux, le 3ᵉ se porterait bien. — Service militaire pendant 4 ans, mais en 1893, après ses 28 jours, il est pris de douleurs dans le ventre ; à partir sa santé s'ébranle.

1ʳᵉ hématurie en 1899, qui dure 24 heures.

2ᵉ hématurie en 1903, qui dure sans discontinuer 15 mois.

3ᵉ hématurie en 1905, qui dure sans dis continuer 18 mois.

4ᵉ hématurie en 1907, qui dure depuis son apparition.

Le 25 novembre 1907. — Le jour que je vois le malade, cette hématurie n'a pas cessé du tout depuis son apparition. La fréquence de miction 20-25 par jour, quantité d'urine 4-5 litres par jour. Elles sont uniformément rouges et épaisses. Bon appétit, digère bien, selle quotidienne, tousse peu, mais s'enrhume souvent, pas de pleurésie, mais quelques fluxions de poitrine. Taille 1 mètre 68, pâle, pèse 105 livres, n'a jamais pesé plus de 132 ; auscultation : à droite, obscurité respiratoire surtout en arrière, sibilants disséminés un peu partout, les reins à la pression ne sont ni douloureux ni gros.

Injection du sérum le 25 novembre, le malade étant confiné au lit ; le lendemain les urines sont moins rouges, leur quantité baisse au moins de 1 litre. Dans les jours suivants, les urines se modifient d'aspect, avec le repos elles déposent une couche épaisse, rouge, avec une couche supérieure jaune citrin.

Les injections sont reprises tous les 7 jours ; dès la deuxième l'hématurie disparaît complètement, le malade commence à s'engraisser, au bout de sept semaines il reprend son poids normal, il commence à travailler, et depuis un an et demi il n'a jamais eu d'hématurie.

Autre cas d'hématurie rebelle au traitement T. Payré, journalier, âgé d'une cinquantaine d'années, maigre mais bien portant en général. Se présente en janvier 1909, avec des crises d'hématurie se répétant tous les 4-5 jours, et cela depuis 3 mois. Chaque crise dure 24-48 heures. Quantité d'urine 2 litres et demi en 24 heures, avec le repos elles déposent une couche épaisse au fond rouge et une couche supérieure ne contenant pas trace de sang, jaune limpide. Traitement avec des pilules contenant ergotine, régime lacté et repos ; légère amélioration dans les premiers jours, nulle dans les jours suivants. Il est soumis au traitement par les injections de sérum, en tout trois injections ; la première injection est faite en pleine hématurie, les urines de l'émission suivante sont déja beaucoup moins rouges, le lendemain elles sont tout à fait claires et depuis il n'a jamais eu d'hématurie.

La tuberculose rénale avec ou sans bacillurie, avec ou sans hématurie et même avec des albuminuries intenses, est justiciable de la sérothérapie antituberculeuse. Il est à remarquer que tous les sérums antituberculeux n'ont

pas une action pareille sur la tuberculose des reins ; il y
en a, et le sérum de Marmoreck en est du nombre, dont l'u-
sage est contre-indiqué dans bien des cas de tuberculose
rénale, et surtout chez les brightiques. C'est ce qui ressort
du moins de l'étude de J. Veillard, de Lausanne : « Le sérum
de Marmoreck est nuisible chez des malades atteints de
lésions rénales, plus brightiques que franchement tuberculeux. Dans ces cas, le sérum amène immédiatement une
poussée violente, quoique passagère, d'albuminurie » (1).

Il y a là un contraste frappant avec l'action bienfaisante du sérum préparé tel qu'il a été dit. Les observations
qui suivent en font la preuve complète :

R., à Ch., Deux-Sèvres. âgée de 26 ans, père devenu
obèse depuis qu'une bronchite chronique est guérie chez
lui, un frère refusé du service militaire, atteint de bronchite
chronique, fit une pleurésie hemorrhagique en 1906.

Le 25 avril 1907. La malade se présentait comme
atteinte d'une grippe forme respiratoire; râles sibilants et
sous-crépitants disséminés partout, légère fièvre, langue
saburrale. A noter toutefois que depuis quelque temps on
remarquait qu'elle grossissait, mais personne dans son
entourage ne s'inquiétait de cet état.

Le 25 avril. Les phénomènes changent brusquement
d'intensité. La malade est essoufflée, respiration très fréquente, pouls petit dépassant 120 au repos, fièvre aux
confins de 39°. A l'auscultation tout le poumon est garni
d'une pluie de râles fins aux bases ; aux deux sommets des
sous-crépitants et des râles bullaires, avec en avant et
surtout à droite souffle avec tendance à la fonte rapide ;
toux sèche fréquente, figure pâle, sueur froide au front ;
renseignements pris, urines très rares. L'analyse démontre
6 grammes d'albumine par litre. Elle est soumise immédia-

(1) Dr J. Veillard, de Lausanne, *Contribution à l'étude du traitement de
la tuberculose pulmonaire par les injections du sérum antituberculeux
le Marmoreck.* — Congrès international de la Tuberculose, Paris, page
840.

tement au régime lacté absolu, et prend toutes les 2 heures
un cachet contenant tanin 0. 25 et quinine 0. 10 centigr.

Le 27 avril. — Dès le matin l'état est alarmant, figure
cyanosée, œdème jusqu'en haut des cuisses, l'essoufflement est intense ; les signes à l'auscultation ressemblent,
à s'y méprendre, à une phtisie suraiguë, les deux sommets
semblent subir la fonte caséeuse rapide, pouls filiforme,
urines de plus en plus rares.

On fait une petite saignée séance tenante, la malade
est soumise ensuite aux injections de morphine, qui seules
diminuent l'angoisse respiratoire.

Vers le soir, cet état de choses s'aggrave, les lèvres
deviennent bleues, l'essoufflement augmente, pouls misé-
rable, un verre d'urine dans 24 heures, quantité d'albumine
monte à 12 grammes. Dans la nuit, vers 9 heures, pouls imperceptible, le dénouement progresse rapidement, l'œ-
dème des cuisses monte jusqu'à l'ombilic, les lèvres bleues,
la malade ne peut même plus parler, son état ayant nécessité trois injections de 1 centimètre cube de morphine qui
ne produisent plus qu'un soulagement tout à fait passager.

Dans cet état désespéré, après le consentement de la famille, on fait une injection de sérum à 9 heures 1/2 du soir.

Le 28 avril, matin. La nuit passe un peu calme, à partir
de minuit l'angoisse respiratoire ayant nécessité une seule
injection de morphine. Le matin urines moins troubles,
un peu plus abondantes, quantité d'albumine baisse à
6 grammes ; les urines de midi ne contiennent plus que
4 grammes, celles du soir contiennent encore 4 grammes.

Le 29 avril. Tout semble s'amender, le pouls redevient
meilleur, la congestion pulmonaire moins intense, les
signes à l'auscultation sont moins sombres, l'œdème diminue, les urines augmentent de quantité, quantité d'albumine baisse à 2 grammes.

Le 30 avril. État toujours amélioré, mais stationnaire,
quantité d'urines monte encore légèrement, arrive à 1
litre, quantité d'albumine 0. 50 centigrammes.

Le 31 avril. Vers le soir, nouvelle exacerbation de la congestion pulmonaire.

Le 1er mai. En consultation avec deux médecins, personne ne veut infirmer que nous ne soyons en face d'une phtisie aiguë ; mais l'état s'en va en s'améliorant, à partir l'albumine disparaît tout à fait, les congestions cèdent et depuis deux ans la malade ne s'est même pas trouvée enrhumée.

Il n'est pas facile de voir des albuminuries allant jusqu'à 12 grammes disparaître ainsi totalement dans l'espace de 5 jours. La malade, de souche tuberculeuse, avait une néphrite tuberculeuse latente qui, sous l'influence d'une grippe, se compliquait d'une urémie rapide, avec phénomène pulmonaire simulant la granulie aiguë.

Voici d'ailleurs une autre observation d'une albuminurie dramatique, celle-ci nettement tuberculeuse :

M., à Couhé. — Agé d'une trentaine d'années. Réformé du service militaire pour faiblesse.

Le 10 novembre 1907, le malade se présentait avec une albuminurie de 14 à 16 grammes par litre, précédée par des bronchites, urines 1 verre dans 24 heures. Maigre, pâle, grande irrégularité cardiaque; soignée par le Dr X., cette albuminurie aurait débuté en mars 1907, d'abord par 0.50 centigrammes par litre, elle avait augmenté, malgré le régime et le traitement médical le plus varié, d'une façon régulière à 1 gramme, à 2 grammes, et depuis trois mois, depuis septembre, à 3 grammes par litre. Le 10 novembre, l'urémie se déclarait avec une oligurie considérable, un verre d'urine dans 24 heures.

Le 11 novembre, anurie presque complète, pouls très régulier, petit, dépassant 160 à la minute, incomptable. Injection de sérum vers 2 heures après midi. Légère transpiration vers le soir, pouls mieux frappé, 144, urines dans l'après-midi 300 grammes, quantité d'albumine baisse à 10 grammes.

Le 12 novembre. Urines 1/2 litre en 24 heures, l'albumine monte à 10 grammes par litre, le malade prend en même temps du tanin, fait des inhalations d'oxygène contre l'essoufflement, le malade a en même temps des vomissements; il vomit même le lait.

Le 13 novembre. Mon confrère lui fait une toute petite quantité d'injection d'eau de mer, mais son état déjà alarmant s'empire davantage, urines 2 verres, quantité d'albumine monte à 20 grammes.

Le 14 novembre. Etat désespéré, le malade est moribond, pouls absolument imperceptible n'arrive pas à la radiale, battement du cœur fort irrégulier et précipité, les yeux hagards, front couvert d'une sueur froide, urines très rares et presque sanguinolentes.

D'après l'avis du confrère, la famille attend le dénouement dans la journée. Injection de sérum dans l'après-midi vers 2 heures. Dans l'après-midi, urines 1/2 litre, légère transpiration, pouls arrive à la radiale, il est comptable quoique très irrégulier, quantité d'albumine baisse à 10 grammes. Dans la nuit, crise d'agitation qui nécessite une injection de morphine.

Le 15 novembre. Journée bien meilleure, urines 4 verres, albumine 3 gr. 50, pouls 140-150. Chose fort curieuse, le malade jusque-là n'avait pas d'œdèmes, ceux-ci commencent à apparaître.

Le 16 novembre. Pouls 120, pas de vomissements, crise urinaire vers 4 heures du soir, miction 1/2 litre à la fois, en tout un peu plus de 1 litre en 24 heures, l'albumine monte légèrement à 4 grammes et demi.

Le 17 novembre. Pouls 120, toujours très irrégulier, pas de vomissements, meilleur état général, urines 1 litre, quantité d'albumine monte encore à 6 grammes, les œdèmes augmentent.

Le 18 novembre. Les irrégularités cardiaques s'accentuent, le malade prend moins bien le lait, urines baissent à 1/2 litre, pouls monte à 140, albumine à 12 grammes.

Le 19 novembre. État du malade s'aggrave encore, les

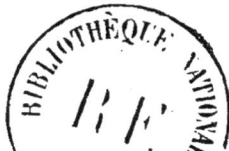

œdèmes dépassent la ligne ombilicale, les boursés sont surdistendues, pouls fort irrégulier, petit, incomptable.

Injections de sérum à 1 heure après midi. — Le soir un peu d'agitation, pas de transpiration, toutefois le pouls devient meilleur, quantité d'urines dans l'après-midi 1 litre, quantité d'albumine baisse à 5 grammes.

Le 20 novembre. Même état, les œdèmes n'ont aucune tendance à diminuer, pouls toujours très irrégulier, urines 1 litre, l'albumine monte à 6 grammes.

Le 21 novembre. État un peu meilleur, les œdèmes sont moins durs, le malade se sent légèrement soulagé, quantité d'urines 1 litre et 1/4, albumine 5 grammes.

Le 22 novembre. L'amélioration au point de vue des œdèmes s'accentue, urines 1 litre et quart, albumine 6 grammes.

Le 23 novembre. Urines 2 litres, albumine 6 grammes.

Le 24 novembre. Débâcle urinaire, 4 litres en 24 heures, albumine 1 gr. 50 par litre.

Le 25 novembre. Urines 4 litres, albumine monte à 2 gr. 25.

Le 26 novembre. Urines 3 litres et demi, albumine monte, 3 gr. 25.

Le 27 novembre. Urines 3 litres et quart, albumine 3 gr. 25.

Injection de sérum vers 2 heures après-midi. A partir de laquelle l'amélioration s'accentue de plus en plus ; deux mois après le malade à peine valide reprend son travail, et depuis un an et demi se trouve toujours dans un état de santé satisfaisante.

Le traitement médical auquel était soumis le malade n'a certainement été pour rien dans cette amélioration. L'administration de la théobromine coïncida parfois avec l'aggravation, parfois avec l'amélioration. Les injections de sérum ont eu toutes un effet salutaire et rapide. D'ailleurs personne ne se fait d'illusion aujourd'hui, il n'y a pas de traitement médical des albuminuries arrivées à cette

intensité, et aucun médecin ne peut sûrement pas se réclamer l'artisan de la guérison dans ces cas avec les seules
méthodes classiques, on lui reprocherait tout au moins
l'intention indélicate d'avoir attendu qu'une albuminurie
légère gagnât en intensité dans de si effrayantes proportions.

Que toutes ces albuminuries chroniques sont de nature
tuberculeuse, il n'y a point de doute aujourd'hui ; il n'y
a rien d'étonnant que le traitement spécifique apporte des
modifications aussi profondes au cours de ces néphrites
hydropigènes. Si tous les sérums antituberculeux ne sont
pas capables de ces modifications, les sérums opsonisants
peuvent l'être. Les mêmes résultats sont obtenus dans les
albuminuries des typhiques par le sérum de Chantemesse,
celles-ci disparaissent avec la 1re injection, et si les malades
sont soumis dès le début aux injections du sérum antityphique, ils ne font presque jamais de l'albuminurie (1).

Ce qui appuie surtout la thèse générale que les albuminuries chroniques sont l'expression d'une toxi-infection
tuberculeuse, c'est que l'on rencontre les mêmes albuminuries chez des porteurs de lésions tuberculeuses manifestes et apparentes, et ces albuminuries ont les mêmes
caractères, suivent les mêmes évolutions, sont sujettes
aux mêmes fluctuations et obéissent au même traitement
spécifique antituberculeux, avec la même régularité que
toutes les albuminuries qui ont été qualifiées de *dyscra-
siques*, *diathésiques*, *goutteuses*, *orthostatiques*, et, cela
touche bientôt l'absurde, de *physiologiques*, toutes albuminuries qui relèvent, comme je l'ai dit plus haut, d'une
toxi-infection tuberculeuse.

L'observation qui suit démontre assez combien souvent
la tuberculose est une infection *albuminurogène*.

Boiledieu, à l'crotonnerie. Agé de 57 ans. — Antécédents

(1) Prof. Chantemesse, *Opsonisation antityphique*. Congrès de médecine
de Wiesbaden, 1908, page 11, ligne 11.

héréditaires et personnels, sans aucune importance. Le 26 février 1908, il se présente avec œdème jusqu'en haut des cuisses, sans essoufflement ni palpitations. Cet œdème l'inquiète, pour lequel il demande mes soins. A remarquer

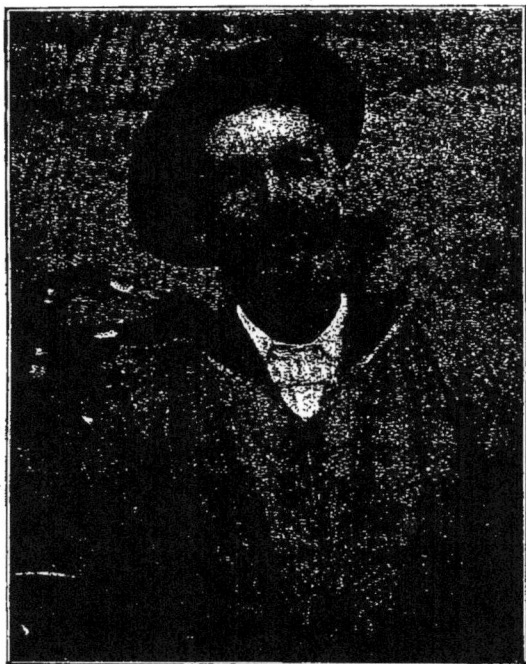

que le bord inférieur de la mâchoire inférieure est débordé par un empattement, par points rénitents, par d'autres durs, d'autres fluctuants, garni de nombreuses fistules qui font sourdre un pus épais. Par inoculation péritonéale chez le cobaye en assiste à une tuberculose généralisée rapide. Analyse des urines 0.50 centigrammes d'albumine, quantité 3/4 de litre.

Il est soumis aux injections du sérum antituberculeux,

1re injection est faite le 28 février 1908. Après chaque injection les orifices fistuleux rendent du pus plus abondamment, plus clair, l'adéno-périadénite devient le siège d'une réaction, et dès les premiers jours l'albumine

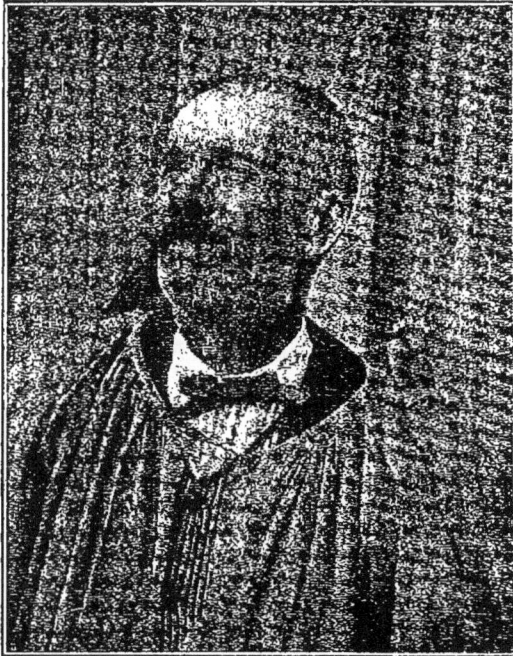

diminue, et, fait remarquable surtout, les œdèmes disparaissent très rapidement. Pas de régime du tout, ni de médicament quelconque. Vers le 11 mars, à la suite d'un refroidissement, l'albumine réapparaît, mais cette fois-ci sans œdème, mais avec des congestions pulmonaires simulant à s'y méprendre une violente crise d'asthme. Les urines redeviennent rares, quantité d'albumine monte à 7 grammes par litre, et tous les soirs, l'essoufflement augmente. Dans cet état on fait une toute petite saignée, et on continue les injections une tous les 7 ou 8 jours. L'amélioration ne tarde pas, et vers le 20 mai les urines sont encore normales, sans aucune trace d'albumine.

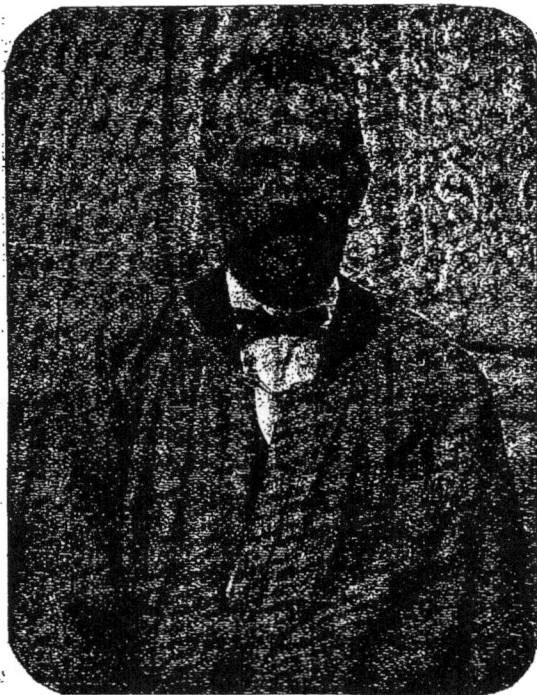

Quant à l'énorme empattement sous-maxillaire, après avoir été le siège d'une abondante suppuration, il se ratatine tout en conservant une cicatrice très apparente.

Voici encore une albuminurie, survenue sournoisement avec œdème et oligurie, une albuminurie chronique chez un tuberculeux manifeste qui cède au traitement spécifique antituberculeux et d'une façon très rapide, et cette

guérison coïncide avec la disparition de la lésion tuberculeuse.

De telles corrélations entre une albuminurie et une lésion
tuberculeuse appuient l'opinion émise par un certain

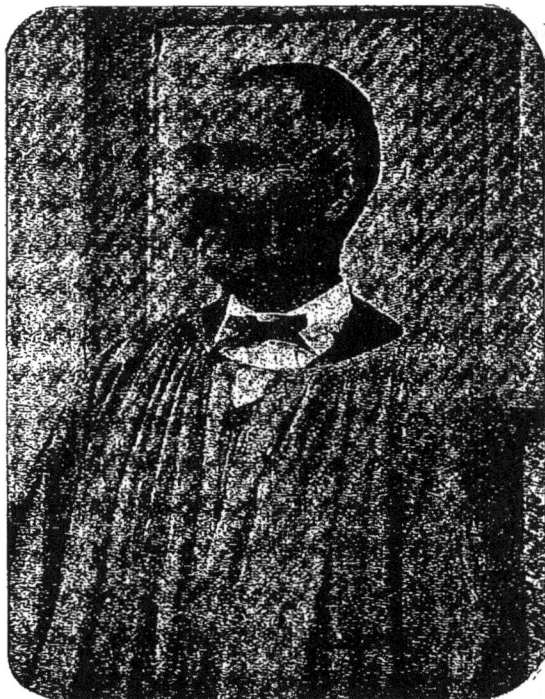

auteur, qui attribue les albuminuries intenses à l'absorp-
tion du pus d'un pyothorax très fréquemment. Si on pouvait
se rallier entièrement à cette opinion, il faudrait faire un
pas en arrière et accepter les néphrites tuberculineuses
de Chauffard. Il est plus que probable cependant que l'intoxication de l'organisme par une suppuration ne suffit
pas à occasionner à elle seule ces albuminuries, le metabo-

lisme des albumines dans les cas pathologiques, dans les albuminuries, pouvant être dû à une mauvaise transformation des albumines, et non pas seulement à l'intoxication de l'organisme. Ces questions restent encore obscures, il faudrait en retenir seulement que le traitement sérothérapique antituberculeux est un traitement curatif spécifique dans les albuminuries chroniques.

Cette autre observation, quoique incomplète, rapportée par le Dr Motheau, de Saint-Maixent, parle aussi dans ce sens :

Th., cultivateur domestique, 51 ans, néphritique depuis 5 ans. Œdème surtout du pied gauche. Albumine 6 grammes par litre. A cela s'ajoute de la dyspnée.

Le 20 novembre 1908. Injection du sérum Tabakian. Le lendemain l'albumine baisse à 4 gr. 50.

Deuxième injection 10 jours après. L'albumine baisse à 3 grammes. Le malade a suivi un régime lacto-végétarien probablement peu strict, depuis il reprit son travail abandonné le 20 novembre ; la durée du traitement 11 jours, la quantité d'albumine après la deuxième injection ayant baissé à 3 grammes environ. (L'obligeance de mon confrère s'est arrêtée là ; je n'ai pu retirer aucun renseignement sur la suite, j'ai toutefois des motifs sérieux de croire que la guérison fut complète.)

Les rapports urinaires chez ces albuminuriques subissent de grandes modifications avec le traitement spécifique. L'hypoazoturie et l'hypochlorurie, qui caractérisent ces urines à une certaine période, tendent à disparaître rapidement. On observe presque toujours une véritable décharge des chlorures. La plupart des malades éliminent jusqu'à 18-24 grammes de chlorure par jour ; l'élimination de l'urée suit aussi une courbe progressive; en règle générale, c'est la polyurie qui attire l'attention des malades. Un des malades avec œdème jusqu'aux genoux depuis plusieurs mois, avec quantité d'urine de 1 litre par jour en moyenne, a eu une polyurie de 16 litres en

24 heures à la suite d'une seule injection. On comprend facilement que de telles modifications obtenues par un traitement spécifique ne peuvent pas rester sans attirer l'attention sur la pathogénie de ces états des néphritiques. Aucun traitement ne peut rivaliser une action aussi bienfaisante.

L'année 1908 a vu paraître quelques sérums antinéphritiques. M. J. Teissier présenta un tel sérum : le sérum de la veine rénale du cheval, et a rapporté à l'actif de sa méthode nombreuses observations favorables (1). La base de cette conception que le sang de la veine rénale contiendrait des substances excitatrices pour la sécrétion rénale est une hypothèse gratuite. L'échec de la méthode prouve déjà suffisamment le non-fondé de cette opinion.

D'autres, comme Casper et Engel (2), ont procédé d'une façon plus compliquée. Ces auteurs admettent que « la néphrite chronique est produite par une toxine, mais dont le micro-organisme pathogène reste inconnu ». Cette opinion est peut-être excellente, mais elle n'a rien de scientifique; la chose ne devient pas moins ingénieuse dans la suite, les auteurs sont amenés ainsi à rechercher l'antigène, cette toxine dans le sang des néphritiques, où elle serait présente. Ce sérum des néphritiques, avant d'être injecté au lapin, est chauffé à plusieurs reprises à 58°, en vue de détruire le complément, et on évite ainsi la formation d'anti-complément dans le sang du lapin. Comme l'antigène hypothétique ne se détruit pas à cette température, il a semblé aux auteurs qu'un sérum préparé par l'injection du sérum des néphritiques chauffé doit contenir des antitoxines. La chose est assez compliquée, et s'il semble logique que le sang des néphritiques contienne une toxine appartenant aux albuminoïdes, on est obligé d'avouer que cette quantité de toxine est insuf-

(1) J. Teissier, *Semaine médicale*, 1908, page 492.
(2) L. Casper et C.-S. Engel, *Sur un essai de sérothérapie des néphrites chroniques* (*Berl. Klin. Wochens.*, 12 août 1908).

fisante à préparer un sérum tant soit peu antitoxique.

La valeur du sérum Casper-Engel est résumée dans cette phrase un peu trop détournée : « Les injections de leur sérum se seraient montrées toujours inoffensives. »

Dans les tentatives de guérir les néphrites, une mention doit être faite à l'opothérapie, qui est venue de temps en temps troubler la question du traitement des néphrites, surtout dans l'urémie. Lancée par Dieulafoy, l'opothérapie rénale de l'urémie consiste à injecter aux malades une macération glycérinée de la substance corticale du rein du bœuf (1). Dieulafoy rapporte aussi les résultats favorables en 1895 de Schipérovitch, de Saint-Pétesbourg. L'usage de la macération rénale ne tombe pas moins en désuétude et en 1903 Arnozan (2) a pu dire : « Si on a cru pouvoir noter, grâce à elle, quelques succès passagers dans l'urémie, elle n'a jamais fait disparaître l'albuminurie ni le mal de Bright ». En 1904, Renaut, de Lyon (3), vint prôner encore la macération rénale, qui serait capable d'ouvrir un rein annulé par quelque insuffisance que ce soit. Page et Dardelin (4), Charrier (5), Choupin (6) ont apporté aussi des observations favorables.

A côté de ces auteurs, d'autres expérimentateurs ont enregistré les insuccès et les méfaits de la macération rénale. J. Carles (7), en étudiant la question de près, conclut que l'action excitatrice de la macération rénale n'a jamais paru s'exercer sans produire une action néfaste sur l'épithélium rénal. Augmentation de l'albuminurie, des cylindres, des leucocytes, apparition des hématuries. La

---

(1) Dieulafoy, Société médicale des hôpitaux, séance du 14 octobre 1892.

(2) Arnozan, Société de médecine et de chirurgie de Bordeaux, novembre 1904,

Revue de Thérapeutique médicale et chirurgicale, 1er janvier 1904.

(3) Revue de Thérapeutique médicale et chirurgicale, 1er janvier 1904.

(4) Page et Dardelin, Presse médicale, décembre 1904.

(5) Charrier, Société d'anatomie et de Physiologie de Bordeaux, 3 octobre 1904.

(6) Choupin, Opothérapie rénale, Revue médicale, 10 janvier 1905.

(7) J. Carles, Société de médecine et de chirurgie de Bordeaux, 1905, page 180, etc.

méthode ne cesse pas d'être dangereuse et, comme dit fort bien J. Carles, on injecte avec ces macérations des substances toxiques, des néphrotoxines, bien démontrées par Castaigne et Rothery (1), lesquelles néphrotoxines produisent des lésions graves des reins accompagnées d'albuminuries, soit en injections, soit administrées par voie digestives, et que les mêmes lésions sont produites, que l'émulsion rénale soit faite avec la substance rénale d'un autre animal de même espèce ou d'espèce différente, soit même au moyen d'un des reins de l'animal enexpérience, chez lequel on pratique la néphrectomie.

On peut citer encore la transfusion sanguine qui ne donne aucun résultat dans les urémies. Quant aux injections des globules de sang lavés en suspension dans une solution physiologique, qui auraient donné des résultats dans un cas d'urémie dans les mains de l'élève du professeur Hédon, de Montpellier, faut-il faire remarquer qu'il s'agit là plus des expériences de laboratoire que d'un moyen applicable en clinique ?

Toutes ces tentatives démontrent suffisamment : 1° Que l'action du sérum antituberculeux ne s'exerce qu'en vertu des lois de spécificité des toxines, lesquelles annulent la fonction sécrétoire des reins et sont neutralisées par un sérum antitoxique. 2° Très souvent aussi les néphrites les plus chroniques sont au même titre que les néphrites parenchymateuses de nature tuberculeuse. 3° Les urémies dans ces néphrites relèvent du traitement antituberculeux spécifique avec beaucoup plus de succès, comme prouvent les observations rapportées, et leur emploi procure des améliorations et des guérisons constantes.

Qnant aux albuminuries, ces faits nous démontrent que la tuberculose est plus souvent à l'origine des albuminuries, et chez tous tuberculeux les reins sont très souvent le siège d'une toxi-infection tuberculeuse. Le rapport de l'albuminurie avec la tuberculose est passé par une thèse

(1) Castaigne et Rothery, Néphrectomie, *Presse médicale*, 13 août 1902.

assez compliquée. Les *albuminuries intermittentes* des adolescents pour J. Teissier (1) seraient engendrées par une légère irritation interstitielle des reins sous l'influence des poisons héréditaires transmis et éliminés par les reins. Cette hypothèse un peu gratuite est basée sur quoi ? 1° sur ce que ces albuminuries ont une évolution généralement favorable ; 2° sur ce que les urines de semblables malades inoculées aux cobayes sont très souvent inoffensives. Ces arguments ont une valeur pour ceux qui n'admettent que la forme folliculaire de la tuberculose rénale, mais nous avons vu que les tuberculoses inflammatoires des reins sont très fréquentes, et dans ces derniers cas, souvent cas bénins, les urines ne contiennent pas de bacilles.

Ces albuminuries intermittentes des adolescents, que l'on a qualifiées aussi des *albuminuries des descendants des tuberculeux*, n'ont pas toujours une marche favorable, elles évoluent même parfois vers la tuberculose confirmée ; alors le syndrome urinaire disparaît brusquement et les signes d'une tuberculose pulmonaire à marche rapide se déclarent. Celle-ci est l'*albuminurie prétuberculeuse* des auteurs classiques; il serait plus exact de dire : c'est une *albuminurie préphtisique*, mais rien ne prouve qu'elle fût prétuberculeuse.

Quant aux caractères cliniques distinctifs des albuminuries d'origine tuberculeuse ou non tuberculeuse, l'élévation de la tension artérielle, imperméabilité glomérulaire, tous signes classiques d'insuffisance rénale des brightiques, tout cela dépend de la réaction de l'organisme contre l'infection tuberculeuse, de la forme inflammatoire avec lésions banales, aboutissant à une sclérose rénale, ou de la forme spécifique avec lésions folliculaires plus fréquemment observée chez ceux qui font une tuberculose généralisée typique pulmonaire ou autre ; notre conception classique

(1) Dʳ Teissier, Lyon. Congrès international de la tuberculose, 1905, p. 271.

de l'insuffisance rénale a besoin ainsi d'être modifiée.

Basé sur l'intoxication par insuffisance rénale, la plupart des accidents marchant parallèlement avec le brightisme sont mis sur le compte de l'insuffisance rénale. Mais quelques-uns de ces accidents, du moins comme l'œdème du poumon, l'épanchement de la plèvre, l'épanchement du péricarde, l'hypertrophie et la sclérose du cœur, ne doivent pas être considérés tributaires de brightisme, mais l'expression d'une localisation toxi-infectieuse de la tuberculose de ces différents organes.

J'ai eu l'occasion de donner mes soins à une femme âgée de 67 ans. Congestions pulmonaires, avec œdème aux deux bases. Obèse, atteinte d'une péricardite cœur bœuf et des irrégularités cardiaques. Œdème chronique par hyposystolie des deux jambes jusqu'aux cuisses, urines 3 litres par jour. Cette polyurie moyenne de 3 litres, indice d'une sclérose rénale, complétait le tableau de la sclérose cardiaque et pulmonaire, mais les congestions pulmonaires avaient quelque chose de remarquable : crachats purulents au lieu de crachats muqueux, comme on en rencontre chez cette catégorie de malades. Soumise au traitement classique, régime lacté absolu, tous les médicaments toni-cardiaques et diurétiques avaient été essayés sur elle. Par un hasard singulier, elle ne pouvait supporter aucune préparation de digitale, ni macération, ni infusion, ni le vin Trousseau, ni la digitaline cristallisée. Quant à la digitoxine de Cloétta, elle ne produisit chez elle aucun effet cardiaque.

Après sept années de traitement sans résultat, pendant laquelle période son état s'empirait, elle fut soumise, en janvier 1907, au traitement par les injections de sérum. Les congestions pulmonaires ont cédé les premières, les crachats devinrent muqueux, les urines restant sur 2 litres et demi, les irrégularités cardiaques moins accentuées, l'œdème des jambes disparaît complètement. Clouée sur son fauteuil ou obligée de dormir assise dans son lit, ne pouvant faire aucun pas par essoufflement intense, après quatre injections elle put vaquer à ses occupations de ménage. Ce n'est donc point de la mauvaise dépuration rénale qu'était tributaire cet essoufflement, mais d'une sclérose pulmonaire, d'une tuberculose inflammatoire sclérosée de ses reins, puisque, malgré un abaissement de la pression artérielle, elle avait encore une polyurie moyenne ; les phénomènes respiratoires n'étaient pas moins dus à une localisation tuberculeuse pulmonaire.

Il ne me semble même pas que les hémoptysies chez les brightiques soient dues purement à l'intoxication par la dépuration insuffisante des reins. A côté des déchets retenus dans l'organisme, il faut faire la part de l'intoxication bacillaire. Le tableau certes devient complexe, mais comme dans la plupart de ces congestions pulmonaires chez les scléreux rénaux, dans les hémoptysies aussi la toxi-infection bacillaire peut avoir une part directe.

J'ai donné mes soins à un cultivateur, Chenu, à Riffand, âgé de 65 ans. Consulté en 1903 pour un essoufflement avec une cardiopathie entraînant des grandes irrégularités, il fut soulagé avec une potion à spartéine dont il abusa même pendant six mois.

En l'été de 1905, consulté pour les congestions pulmonaires, il avala une infusion de digitale, sans grande amélioration. Deux mois après il fit une attaque de rhumatisme polyarticulaire généralisé avec fièvre, transpiration abondante. Soumis au traitement avec le salicylate de soude et le salicylate de méthyle, il en conserva des douleurs subaiguës et son état général s'aggrava considérablement ; dans cet état notre scléreux suivit le régime lacté absolu. En l'été 1906, les congestions pulmonaires redoublèrent d'intensité et un soir il fut pris d'une hémopytsie abondante et cracha 2 verres de sang pur. A partir on lui fit 3 injections de sérum antituberculeux, chacune suivie d'une transpiration abondante. Chose fort curieuse, depuis 3 ans aucune congestion pulmonaire, les râles disparurent complètement, aucune crise de rhumatisme ; quant aux irrégularités cardiaques, on ne peut en déceler pas même la trace chez le malade. Le cultivateur, à l'état d'infirme jusque-là, put reprendre son travail. Voici encore des congestions pulmonaires, les avant-coureurs de l'hémoptysie, qui relevaient certainement d'une tuberculose inflammatoire, qui cédèrent au traitement spécifique. Cette hémoptysie, que l'on diagnostiquerait volontiers hémoptysie brightique ou cardiaque, ne reconnaissait-elle pas elle aussi, comme les congestions pulmonaires qui la précédèrent, une toxi-infection tuberculeuse ?

On peut dire que tout trouble respiratoire que l'on considère secondaire, toute la classe des asthmes secondaires n'est pas moins due à une localisation tuberculeuse inflammatoire pulmonaire. Il y a ainsi toute une formule pathogénique inexacte en clinique. En effet, si peu qu'un malade se présente avec l'habitus d'un arthritique, angiosclérose, obésité, éclat diastolique, polyurie, son trouble pulmonaire devient pour le médecin tributaire de sa sclérose cardiorénale. Ce diagnostic ne doit plus satisfaire l'esprit.

Je conviens qu'il est difficile d'entraîner le public médical à étendre ainsi les manifestations toxi-infectieuses de la tuberculose à des états morbides qui nous semblent relever d'une intoxication par suite de la mauvaise dépuration rénale, des irrégularités circulatoires ou des troubles nerveux, mais on n'est pas moins obligé de convenir quand un traitement spécifique vient modifier puissamment ces états pathologiques et nous force de les faire rentrer dans un même cadre étiologique des toxi-infections tuberculeuses.

Nous nous faisons trop d'illusions sur nos moyens de laboratoire du diagnostic de la tuberculose. L'épreuve de la lymphe de Koch, que l'on considère d'une sensibilité extrême pour diagnostiquer la tuberculose la plus latente, ne peut être vraie tout au plus que pour les bovidés. L'homme, beaucoup plus résistant à la tuberculose, réagit

différemment et à côté de la tuberculose classique présente
une foule de manifestations atypiques et des états paratu-
berculeux, des hypertrophies glandulaires, des processus
adénomateux, des scléroses étendues, même des formations
de tumeurs, comme des lipomes qui ne sont plus sensibles,
au même réactif, la tuberculine, comme les lésions
tuberculeuses typiques.

L'ophtalmo-réaction à la tuberculine reste très souvent
négative dans les tuberculoses chirurgicales. L'absence de
la réaction spécifique ne permet point de conclure que
nous ne soyons pas en face d'une manifestation tuberculeuse, surtout quand il s'agit des manifestations toxi-infectieuses, tel le rhumatisme chronique ou autre.

Aussi je reste fortement étonné quand je relève dans les
discussions scientifiques l'idée de déclarer les rhumatisants chroniques indemnes de toute tuberculose et
qui réagissent à la tuberculine dans les proportions de
500|0. Cette manière de raisonner touche même l'absurde
quand on considère que le rhumatisme chronique, à partir
d'un certain âge, est d'une fréquence considérable et qu'il
ne peut pas y avoir tant de sujets indemnes de la tuberculose
qui, d'après la statistique de Noegeli-Nef, de Zurich, est
d'une fréquence allant à 90 0|0 tant dans la classe riche
que dans la classe pauvre. Chaque auteur considère le
rhumatisme à sa façon ; pour les uns, certains rhumatismes
seraient de nature toxique par l'ingestion de substances
chimiques, tel l'iodure de potassium qui occasionnerait une
recrudescence de fluxions. Ce sont là des raisonnements
un peu superficiels, le même iodure de potassium ne pro-
duit-il pas des congestions, des lésions pulmonaires et surtout des lésions tuberculeuses ? Ces congestions iodiques
ne sont-elles pas pour cela tuberculeuses ? — C'est qu'en
vérité, le rhumatisme aigu, poly ou mono-articulaire, est
dans l'immense majorité des cas un rhumatisme tuberculeux. Le rhumatisme le plus franc, cet état pathologique qui
pour les classiques et le droit a une entité morbide, ce

rhumatisme dont on décrit tant d'agents pathogènes tout en cherchant le vrai, est un rhumatisme tuberculeux. Un point nouveau et d'une importance extrême, c'est que le traitement par le sérum antituberculeux de tous ces rhumatismes chroniques est le traitement capital.

Voici quelques exemples :

OBSERVATION I

L., âgée de 40 ans, antécédents héréditaires nuls. Antécédents personnels, rien à noter non plus ; réglée à 12 ans, depuis régulièrement ; se plaint depuis longtemps de douleurs précordiales. Crises de rhumatisme polyarticulaire aiguës, nombreuses fois dans l'année ; pendant chaque crise, fluxions des jointures, disparaissant rapidement, non sans laisser des douleurs subaiguës. Chaque crise accompagnée de fièvre légère et d'une transpiration abondante. Souffle cardiaque au 2e temps passager, petitesse du pouls, vertiges et syncopes. Après le traitement varié et classique du rhumatisme, elle fit une saison à Dax en 1903, dont elle revint sans aucune amélioration et une aggravation nette au point de vue de la cardiopathie ; dès lors, dédoublement du 2e bruit et une fréquence plus grande des vertiges et des syncopes. En l'été 1905 surtout, la fréquence des syncopes devint telle qu'elle dut garder le lit pendant 2 mois. A toute la liste des toni-cardiaques dont je ne tenais pas à abuser, j'ai ajouté, sur les conseils d'un confrère, des petites doses de sulfate de strychnine qui parut donner un meilleur résultat. Les syncopes disparurent pour quelque temps. En 1906, en été, nouvelles crises de rhumatisme avec métrorrhagies fréquentes qui l'anémièrent considérablement. En ce moment les injections répétées d'eau de mer produisirent une amélioration de l'état général ; mais devant la fréquence des nouvelles crises de rhumatisme aigu, j'ai soumis la malade aux injections du sérum. Dès lors, depuis 3 ans elle n'eut point de crises de rhumatisme aigú et son état général s'améliora, n'ayant présenté depuis ni douleurs précordiales, ni syncopes, ni vertiges, et chose fort intéressante à noter, pendant longtemps par périodes, les bruits du cœur sont devenus normaux.

OBSERVATION II

F., à l'Apuilière. Agée de 50 ans, sans antécédents héréditaires ni personnels. Rhumatisme polyarticulaire en 1906, nouvelle crise moins intense en 1907 pendant l'hiver, dont elle garde une douleur au cou-de-pied, ne disparaissant ni par le repos ni par les médicaments. Consulté en février 1907, ne trouvant aucune trace de tuberculose, ni pulmonaire ni autre, elle fut soumise au traitement par des badigeonnages avec une mixture contenant : gaïacol liquide, 20 grammes ; essence de térébenthine, 50 grammes ; alcool fioraventi, q. s. p. f. 250 centimètres cubes. A la suite elle s'améliora, mais la douleur revint encore ; reprise de badigeonnages, qui cette fois-ci restèrent sans résultat. Traitement par les injections du sérum. En tout trois injections ; dès la première la douleur disparut, et depuis deux ans et demi, malgré les fatigues qu'elle s'imposa, elle ne souffrit point de son cou-de-pied, et n'eut point de nouvelle crise de rhumatisme.

OBSERVATION III

B..., propriétaire à Mirebeau, âgé de 64 ans, grand, vigoureux, souffre de rhumatisme chronique sans grande déformation, avec crises subaiguës assez fréquentes, ayant résisté à tout traitement par les médicaments et plusieurs saisons à Dax depuis 40 ans.

Soumis aux injections du sérum. Disparition des douleurs persistantes, point de crises subaiguës, chaque injection ayant produit chez lui des transpirations abondantes. Le malade, soigné pendant très longtemps par les docteurs Edward et Gastón Orlowsky, de Mirebeau, n'avait retiré aucun bénéfice.

OBSERVATION IV

M^{mo} D..., route de Vasles, Poitiers, âgée de 57 ans, rhumatismes chroniques sur plusieurs jointures. Une fille atteinte de diabète. Crises de rhumatisme nombreuses fois dans l'année. Traitement par les injections du sérum ; à chaque injection, transpirations abondantes. Disparition des crises subaiguës, amélioration considérable de l'état général.

Le diagnostic de la nature tuberculeuse des fluxions articulaires est parfois d'une difficulté extrême ; ni les antécédents héréditaires ni la formule leucocytaire ne peuvent trancher la question : l'absence de polynucléaire dans le liquide de l'épanchement, ni la présence des lymphoïdes qui ont paru à beaucoup caractériser l'épanchement de nature tuberculeuse, n'ont aucune valeur. La formule leucocytaire dépend de la réaction de l'organisme, et l'agent pathogène, le bacille, ne commande point une uniformité de réaction de l'organisme. Quant aux antécédents personnels, cette question est loin de constituer une preuve; pour Poncet et Leriche, la coexistence d'une lésion nette tuberculeuse éclaire l'étiologie de nature tuberculeuse des arthropathies; pour d'autres, et ils sont nombreux, ce sont là des coïncidences qui ne prouvent rien. D'ailleurs très souvent, pendant de longues années, les arthropathies constituent seules le tableau pathologique, et la tuberculose typique n'apparaît qu'avec la déchéance. Dans cette longue période, parfois même très longue, jusqu'à l'apparition des lésions typiques, aucun diagnostic ne peut être affirmé ; l'évolution fatale seule vient confirmer un jour la nature tuberculeuse. Charcot faisait remarquer, il y a longtemps déjà, que les rhumatisants chroniques succombaient à la tuberculose ; d'autres fois, l'évolution est moins longue ; après des atteintes réitérées des fluxions articulaires, une tuberculose pulmonaire à forme hémoptoïque vient mettre le réveil ; la relation entre les lésions pulmonaires et les fluxions articulaires devient plus étroite, et c'est par une fausse conception que l'on parle encore des coïncidences ; à chaque congestion pulmonaire les fluxions articulaires se modifient ; elles s'aggravent et tendent à l'ankylose, et ces faits nous imposent d'une façon magistrale non pas seulement l'existence du rhumatisme tuberculeux, mais sa fréquence extraordinaire.

Voici un exemple d'un cas pareil :

F..., à Pinié, âgée de 42 ans. Polyarthrite rhumatismale aiguë en 1902. Traitement varié et classique ; les fluxions articulaires ne rétrocèdent pas. De 1902 à 1908, les fluxions articulaires changent d'aspect : d'abord généralisées, elles se localisent surtout aux deux poignets et aux cous-de-pied. L'ankylose des poignets est complète ; les os sont défigurés ; les deux articulations sont un peu en forme de fuseau, elles sont surtout douloureuses. Mais en même temps l'état général s'altère ; depuis l'hiver de 1907-1908, à la suite d'une bronchite rebelle, elle tousse d'une toux sèche et a des hémoptysies. A cela s'ajoute une asthénie considérable ; il lui semble à chaque moment qu'elle va mourir.

En somme, le tableau est complet : polyarthrite rhumatismale aiguë au cours d'une bronchite chronique, suivie de phtisie; pendant toute cette période la physionomie articulaire se transformant de simples fluxions articulaires en rhumatisme tuberculeux ankylosant. Il ne peut plus être question de coïncidence ! L'affection articulaire et l'affection pulmonaire sont de même nature.

Le traitement par le sérum produit une profonde amélioration. Les hémoptysies s'arrêtent ; les points de côté cèdent dès la première injection ; les douleurs articulaires suivent le même cours et diminuent parallèlement ; l'appétit revient ; elle ne tousse plus ; les poignets sont moins enflés ; ils commencent à se mobiliser et l'état général devient bien meilleur.

D'ailleurs, bien avant que l'hémoptysie ne vienne nous révéler la nature de ces manifestations, les antécédents héréditaires et personnels l'indiquent suffisamment :

Père mort de phtisie ; un frère plus jeune, mort de phtisie ; un autre plus jeune encore opéré deux fois pour tuberculose génitale ; un autre encore plus jeune, mort de convulsions, en bas âge. Elle fut réglée à 17 ans et demi, et à 23 ans elle eut un abcès froid à la cheville, avec quatre fistules qui mirent plusieurs mois pour tarir.

Toute cette histoire démontre que l'arthropathie de notre malade est une détermination bacillaire chez une bacillaire, qu'elle évolue à côté d'autres manifestations tuberculeuses, précédées par des bronchites et des humeurs froides, apparaissant en même temps que les points de côté, et s'influençant favorablement par le même traitement spécifique. Dire que l'arthropathie ne dépend pas de la tuberculose, qu'il y a là simple coïncidence, c'est défigurer la clinique. On devrait, il me semble, éviter de pareilles confusions.

Dans une des séances de la Société de chirurgie, on a demandé des preuves d'histologie pathologique. On a même argué que la bactériologie et la pathologie expérimentales n'ont pas fait faillite. De tels arguments ne peuvent point infirmer la conviction. La pathologie expérimentale est venue d'ailleurs répondre depuis d'une façon affirmative pour l'origine tuberculeuse des cirrhoses atrophiques que l'on croyait relever de l'alcoolisme. La thèse de la nature tuberculeuse des arthropathies chroniques restera désormais une opinion bien acquise ; d'ailleurs les preuves d'histologie pathologique n'ont pas fait défaut, et c'est à les avoir cherchées que l'on a créé la maladie de Poncet. Dans beaucoup de cas d'ankyloses osseuses, les auteurs lyonnais ont constaté des lésions rares folliculaires, et comme si c'était un dogme de constater la présence de quelques cellules géantes dans une lésion pathologique, l'Ecole lyonnaise n'a pu arriver à faire rentrer toutes les arthropathies chroniques dans la maladie de Poncet.

Certains auteurs sont venus embrouiller cette question des arthropathies chroniques. Une regrettable confusion a été apportée par L. Lévy et Henri de Rotschild qui ont soutenu à plusieurs reprises l'origine thyroïdienne des arthropathies chroniques.

Ils ont pensé que l'instabilité thyroïdienne, l'association hypo-hyperthyroïdienne était à l'origine du rhumatisme chronique comme l'hypothyroïdie à l'origine du myxœdème. On a vu des cas de polyarthrite déformante (Claise) coexister avec l'infiltration myxœdémateuse ; on a relevé les relations de la maladie de Basedow avec le rhumatisme et, se basant sur l'amélioration obtenue par le traitement thyroïdien, on a posé la notion du rhumatisme thyroïdien. D'autres auteurs avaient d'ailleurs apporté des faits signalant l'influence curative de l'opothérapie thyroïdienne sur les douleurs articulaires : Lancereaux et Paulesco, Parhan et Papinian, Viala, Claise, Sergent, Ménard, chez les rhumatisants. Toutefois ces faits restaient épars et sans conclusion, quand surgit une observation du Dr Peppo Acchiotté de Constantinople, qui a paru fixer les attentions.

« Jeune fille de 28 ans, soumise à un traitement par

les rayons X, pour de l'hypertrichose du menton et du cou, se voit atteinte par la suite de rhumatisme chronique déformant et de myxœdème fruste. La suppression de ce traitement et l'administration méthodique des pastilles de glande thyroïde desséchée a guéri la malade de ses symptômes myxœdémateux et de ses douleurs. » (Soc. de neurologie de Paris, 2 mars 1907.) Ce fait apporterait un argument très plausible, mais il s'agit là d'une observation isolée et qui ne permet pas de tirer des conclusions sur la pathogénie du rhumatisme. Sont nombreux les auteurs qui ont observé les relations de la maladie de Basedow et du rhumatisme (Mourignand, Guinon et d'autres); mais Vincent, du Val-de-Grâce, qui décrit le signe thyroïdien dans le rhumatisme aigu (*Bull. Soc. méd. hôp.*, 8 juin 1906), dans une communication ultérieure à la même Société (23 octobre 1908), précise la signification du « signe thyroïdien ». Il s'observerait dans les formes aiguës et fébriles du rhumatisme. Dans certains cas toutefois, on trouverait un signe inverse : la diminution du volume de la glande thyroïde, comme dans le rhumatisme chronique en général. Dans ces cas d'ailleurs, l'évolution de la maladie serait longue et rebelle, à moins que l'opothérapie thyroïdienne ne vienne au secours de l'organe malade. *Mais seul le traitement thyroïdien serait impuissant, il serait nécessaire de faire prendre en même temps du salicylate de soude* : ce qui démontrerait bien que la tuméfaction thyroïdienne du rhumatisme aigu n'est qu'une poussée de défense de l'organisme, et que le rhumatisme n'est pas plus d'origine thyroïdienne que ne le sont la scarlatine et la fièvre typhoïde, dans lesquelles pareille réaction peut être constatée.

Les essais de L. Lévy et de Rotschild ont montré l'utilité de la thyroïdothérapie dans beaucoup de cas de rhumatisme chronique progressif; mais la valeur diagnostique de ce traitement reste à discuter. Les conclusions de ces auteurs ne paraissent même pas admettre cette valeur.

En dehors des troubles fonctionnels même marqués de la glande thyroïde, il faut souvent encore un trouble du système nerveux et une prédisposition articulaire héréditaire ou acquise (de Rotschild). Quant à savoir si on peut reconnaître qu'un rhumatisme chronique est thyroïdien, personne ne peut encore l'individualiser. « Le rhumatisme est thyroïdien s'il s'améliore par l'opothérapie thyroïdienne. La chance d'action serait d'autant plus grande que le sujet est plus jeune, que le rhumatisme s'est accompagné de poussées subaiguës, qu'il y a peu de déformation. Au point de vue pratique, *en présence de tout rhumatisme de cause inconnue, il y a intérêt à utiliser le traitement.* »

Tous ces raisonnements s'appliquent à tout médicament réputé *antirhumatismal.*

La thyroïdine est une substance active et ne peut pas rester sans action sur ces états pathologiques dont la caractéristique est avant tout d'être le produit des réactions lentes.

Rien dans les faits relevés de l'action de la thyroïdine sur la marche et l'évolution du rhumatisme chronique ne permet de soutenir la relation de cause à effet entre la dysthyroïdie et le rhumatisme chronique. Quant à ce que pendant l'instabilité thyroïdienne les poussées subaiguës seraient dues à une hyperthyroïdisation de l'organisme, cela déjà suffit à admettre que la détermination articulaire à l'état chronique dépend d'une cause tout autre que d'hypothyroïdie. L'opothérapie thyroïdienne a une action puissante sur la nutrition générale ; elle élève la température, produit l'accélération du pouls, l'augmentation des excrétions, et elle fait maigrir. Devant d'aussi profondes modifications, la marche des troubles articulaires se modifie aussi, mais cela ne suffit point pour mettre ce trouble articulaire sur le compte d'une hypothyroïdisation.

L'opothérapie thyroïdienne, plus que toute autre opothérapie, a été utilisée dans beaucoup d'états morbides qui n'ont rien à faire avec l'insuffisance thyroïdienne. « Dans l'athrepsie, dans le rachitisme, dans l'ostéomalacie et jusque dans le retard de consolidation des cals de fracture, elle a donné des résultats. » (De Moncourt.) Elle constitue, dans la cure de l'obésité, un puissant modificateur ; son usage reste même indiqué dans les accumulations locales des tissus graisseux, dans la lipématose qui n'a rien à voir avec l'insuffisance thyroïdienne. Qu'elle donne des résultats aussi dans le rhumatisme chronique, du moins dans certains cas de rhumatisme chronique, cela n'a rien qui puisse étonner le monde. De prétendre pour cela que le rhumatisme est une dysthyroïdie, n'est-ce pas forcer la carte ?

Dans une de leurs dernières communications, les auteurs du rhumatisme thyroïdien viennent embrouiller encore davantage cette question. Le rhumatisme chronique thyroïdien, y compris la rétraction de l'aponévrose palmaire, peut évoluer, disent-ils, chez des tuberculeux. « Mais ou bien la tuberculose agit comme facteur étiologique d'un rhumatisme pathogéniquement tuberculeux, ou bien elle est terminale, ou se développe sur un terrain de dysthyroïdie qui favorise l'apparition du rhumatisme chronique, elle acquiert une forme spéciale » (1). Cette tuberculose, dite terminale, est une tuberculose typique ; il s'agit de se demander si elle n'a pas été atypique pendant longtemps. Si vous voulez admettre qu'il n'y a pas de dysthyroïdie sans thyroïdite, l'hyperthyroïdie passagère au cours d'une hypothyroïdisation correspond à des poussées aiguës ou subaiguës au cours d'un rhumatisme chronique ; que l'hyperthyroïdie accompagne les poussées aiguës et que l'hypothyroïdie coïncide plus souvent avec les phases sans poussées, le rhumatisme chronique, on ne peut en conclure qu'une chose : que les thyroïdites et le rhumatisme tiennent de la même pathogénie, ont la même origine,

(1) *Soc. méd des Hôp.*, 12 mars 1909 : « Rhumatisme chronique thyroïdien chez des tuberculeux. » (L. Levy et de Rotschild.)

qu'une fluxion articulaire accompagne une fluxion
thyroïdienne, et que l'instabilité thyroïdienne n'est point la
cause du rhumatisme chronique.

Il y a autre chose dans ces rhumatismes, dans ces
arthropathies en bloc, aiguë, subaiguë ou chronique, déformante ou ankylosante, et cette autre chose, c'est la
toxi-infection tuberculeuse. C'est l'affection des prétendus
arthritiques (*tuberculeux a minima*). Analysez vos rhumatisants, quels qu'ils soient, ils sont tous des tuberculeux, et
en plus considérez en bloc les tuberculeux vieillards, vous
ne trouverez pas une seule forme de rhumatisme, et ces
formes sont très nombreuses, que ces tuberculeux vieillards ne puissent réaliser sous les influences les plus diverses, refroidissement, traumatisme, fatigue ou autre.

A part le rhumatisme infectieux, le pseudo-rhumatisme
des auteurs, celui qui survient au cours des infections,
telles la blennorrhagie, la scarlatine, l'état puerpéral,
érysipèle, oreillons, pneumonie ou autre, les variétés du
rhumatisme aigu et du rhumatisme chronique, qui nous
paraissent distinctes, relèvent de la même étiologie. Elles
nous paraissent distinctes, comme dit Dieulafoy, quand on
s'adresse aux types extrêmes, mais elles ont entre elles de
tels liens de parenté qu'il faut bien les ranger tous dans
une même famille. Quant aux relations de ces arthropathies, aiguë, subaiguë, chronique, partielle ou généralisée,
déformante, atrophiante ou ankylosante, avec la tuberculose, toute cette classe d'arthropathies s'enchaîne si fréquemment avec les manifestations aujourd'hui nettement
connues de nature tuberculeuse, telles les cardiopathies,
les péricardites, les endopéricardites, les albuminuries,
les néphrites intersticielles, et s'accompagne si souvent
de la phtisie pulmonaire qu'il n'est guère possible d'ignorer que la réaction articulaire ou abarticulaire dans les
différentes formes de rhumatisme est identique aux réactions de l'endocarde, du péricarde, au cours d'une tuberculose septicémique, et a des liens étiologiques avec la

tuberculose au même titre que les réactions du parenchyme rénal dans les néphrites intersticielles et les albuminuries chroniques. Cornil (1) avait décrit dès 1864 toutes ces manifestations de tuberculose inflammatoire comme des *coïncidences* pathologiques du rhumatisme chronique. Dieulafoy (2) y a ajouté la phtisie pulmonaire, surtout dans la forme du *rhumatisme noueux*, connu encore sous le nom de *rhumatisme chronique primitif*, ou *polyarthrite déformante* de Jaccoud.

D'ailleurs, ce qui était coïncidence en 1864 devint des *complications* du rhumatisme, et depuis longtemps déjà il n'y a pas un seul auteur qui n'ait décrit toutes ces manifestations comme des *localisations* du rhumatisme. C'est le rhumatisme du cœur, de l'endocarde, du péricarde ; c'est le rhumatisme de l'appareil respiratoire, les fluxions de poitrine ; c'est le rhumatisme des voies génito-urinaires, les néphrites, les albuminuries, même les hématuries ; enfin jusqu'au rhumatisme cutané, l'érythème, et surtout le purpura, le *purpura simplex*, la *péliose rhumatismale*, les *exanthèmes*.

Si vous concevez un rhumatisme, et la plupart des auteurs le veulent encore : *fièvre rhumatismale polyarticulaire aiguë*, il ne faut point oublier que ce qui est reconnu vrai pour la séreuse pleurale, depuis Landouzy (3), la nature tuberculeuse de la pleurésie aiguë, séro-fibrineuse franche, *inflammatoire*, est aussi vrai pour les autres séreuses : séreuses articulaires et périarticulaires, les coulisses tendineuses, la séreuse péricarditique et péritonéale (4) :

« Que bien des arthropathies aiguës, subaiguës ou chroniques, soit déformantes, soit à type d'hydarthrose ou de simples arthralgies, doivent perdre cette appellation de

(1) Cornil, Société de biologie, 1864, *Coïncidences pathologiques du rhumatisme.*
(2) *Loc. cit.*, p. 54.
(3) Landouzy, *Leçons cliniques*, 1883-1884.
(4) *Ibid.*, 1903-1904.

rhumatisme, dont on mésuse, pour être rangées parmi les
déterminations articulaires de la bacillose (1).

Quand on considère que la tuberculose est une cause
puissante des endocardites longtemps méconnues, et si on
remarque qu'elles ont été jusqu'à ces temps derniers mises
sur l'unique cause du rhumatisme ; que les valvulites les
plus banales sont d'origine tuberculeuse, ne doit-on pas se
demander combien sont nombreux les rhumatismes qui
cachent derrière eux une bacillose, puisque c'est au cours
de ces rhumatismes que l'on observe ces lésions de l'endocarde, et n'est-ce pas légitime de poser la question s'il
y a encore valvulite *rhumatismale*, terme vague et peu
précis, ou si le rhumatisme n'est pas lui-même une bacillose inflammatoire atténuée ?

Quant aux péricardites et à la symphyse péricarditique
qui viennent compliquer si souvent la fièvre rhumatismale, et dans leur étiologie la tuberculose occupe l'unique
place, n'est-on pas obligé de distraire de la fièvre rhumatismale tous les cas de rhumatisme qui se compliquent
de péricardite et évoluent vers la symphyse ?

Il semblerait peut-être à beaucoup que les localisations
cutanées du rhumatisme formeraient un refuge, et la
polyarthrite rhumatismale aiguë conserverait son droit à
une entité morbide ; hélas ! la faillite n'est que trop complète de ce côté. Si vous voulez conserver dans la pathologie la *polyarthrite rhumatismale aiguë*, il ne faut pas
lui reconnaître ces manifestations ou localisations cutanées, parce que l'accord est parfait avec les dermatologues :
Brocq, Hallopeau, Pons (de Lyon), Faivre (de Poitiers) :
derrière ces dermopathies rhumatismales, le purpura et
l'érythème noueux, on démasque toujours la bacillose
dissimulée.

Non seulement on assiste ainsi d'une part au démem-
brement de polyarthrite rhumatismale aiguë au profit de

(1) *Presse médicale*, 29 juillet 1908, L. Landouzy.

la tuberculose, mais on obtient d'autre part des preuves anatomopathologiques que certaines septicémies tuberculeuses présentent le tableau entier de la fièvre rhumatismale aiguë. C'est le type décrit par L. Landouzy, et Loederich, sous le nom de *phtisie septicémique*, ou *septicémie tuberculeuse avec déterminations pleurales et pulmonaires, cutanées (érythème polymorphe noueux), périostées (nodosités sur le crâne et les coudes), articulaires et périarticulaires, endo et péricarditiques.*

. Que conclure devant ces faits ? Faut-il considérer la polyarthrite rhumatismale aiguë comme une septicémie tuberculeuse éphémère à virulence très atténuée, à localisation sur les séreuses ? — Quelles que soient les critiques, cette manière de voir est de la logique, la septicémie tuberculeuse prenant les allures de la polyarthrite rhumatismale aiguë, et les manifestations endo-péricarditiques et surtout les manifestations cutanées de la fièvre rhumatismale aiguë étant de nature tuberculeuse, les manifestations articulaires, elles aussi, ne peuvent reconnaître que la même étiologie.

La conception du rhumatisme vulgaire, rhumatisme dont on ne connaît ni l'étiologie ni la pathogénie, doit disparaître. Le rhumatisme vulgaire, c'est le rhumatisme tuberculeux. Et la fréquence des manifestations toxi-infectieuses de la tuberculose est telle que beaucoup d'états morbides dont on ignorait la cause dépendent en réalité d'une infection tuberculeuse. La rétraction de l'aponévrose palmaire, la camptodactylie partielle ou généralisée, relèvent de la tuberculose. Les brides intestinales rétrécissant la lumière de l'intestin sont les reliquats d'une tuberculose inflammatoire ; la sclérose du pancréas, les cirrhoses atrophiques, les thyroïdites, la néphrite chronique reconnaissent essentiellement la même cause. La tuberculose n'est pas seulement la maladie à nodules et à follicules, mais elle produit aussi des suppurations et des inflammations banales.

Il y a eu une heureuse évolution à la suite des efforts de l'Ecole lyonnaise. Avec Poncet et Leriche nous sommes obligés de reconnaître que la toxi-infection tuberculeuse engendre même des dystrophies. La diathèse urique, le rhumatisme, l'obésité, l'asthme, le diabète, l'arthritisme tout entier, sont les manifestations atypiques d'une tuberculose torpide. Avec cette conception étiologique la conception thérapeutique change aussi, et il n'y a rien d'étonnant que l'on obtienne des modifications profondes avec le traitement spécifique antituberculeux chez cette catégorie de malades, qui, par suite d'un caractère général du ralentissement dans leur nutrition, avaient eu l'exceptionnel honneur des salons, d'être considérés réfractaires à la tuberculose.

La résistance du public médical de considérer la diathèse arthritique inébranlable s'explique très mal. Cette opiniâtreté, si elle était basée sur les connaissances approfondies de notre conception, n'aurait point été illogique. Bien au contraire, s'il y a des chapitres en pathologie qui demandent impérieusement de nouvelles études, ce sont justement ceux qui traitent des manifestations dites arthritiques.

Le discours de Sir Dyce Duckworth (1) en est une nouvelle preuve. L'accueil a été chaleureux aux idées de l'illustre représentant de l'Ecole anglaise, mais les convictions qu'il a pu entraîner sont restées toutes aussi arbitraires qu'avant. L'arthritisme est en agonie, et quelle que grande que soit la valeur des cliniciens qui ne peuvent pas encore se séparer des dépouilles de l'ancienne conception sur les diathèses, les connaissances nouvelles sur les dystrophies ne permettent plus d'adopter ces vieilles théories qui relèvent plus de l'empirisme que de la logique scientifique. En ne parlant que de l'arthritisme acquis, toutes manifestations pathologiques de l'âge avancé de

(1) *Presse médicale*, 1908, p. 113.

notre espèce, ce sont les tuberculeux de jeunesse qui en constituent la source et l'origine. L'armée arthritique de la vieillesse est constituée par les enrôlés des tuberculeux de jeunesse. Le lymphatisme, maladie de jeunesse ; l'arthritisme, son aboutissant, est la maladie de la vieillesse.

Nous ne savons pas en effet pourquoi tel ou tel, sous l'influence d'une infection, font une sclérose cardiaque rénale, pulmonaire ou autre, ou encore des déformations articulaires, ou des dystrophies sanguines, comme l'uricémie, l'obésité ou le diabète ; mais nous ne savons pas non plus pourquoi le syphilitique qui a ingéré beaucoup d'iodure et pas assez de mercure fait plus souvent des anévrismes des artères de la base du cerveau, et un autre qui a ignoré une syphilis même bénigne fait un tabes ou une méningo-encéphalite chronique, et celui qui a suivi un traitement mercuriel énergique, même avec une syphilis maligne, ne fait le plus souvent que des éruptions papullaires ou autres. — Dans cette manière de faire *ipso facto* d'une prédisposition du sujet à telle ou telle manifestation morbide la cause essentielle de cette manifestation, c'est de reléguer au dernier point la cause principale, l'agent pathogène de cette manifestation sans laquelle la manière d'agir de l'organisme n'aurait jamais pu à elle seule engendrer l'état morbide. Que la chose n'en déplaise aux classiques, qui considèrent la diathèse arthritique inatta-quable. Si par diathèse on doit entendre une prédisposition à faire telle ou telle manifestation pathologique, cette prédisposition à elle seule ne suffit pas à déterminer l'état morbide ; et si, malgré cette objection, on veuille considérer suffisante la prédisposition à engendrer de toute pièce l'état morbide, dès lors prédisposition et étiologie deviennent synonymes, ce qui touche l'absurde. Les arthritiques sont dans l'immense majorité des cas des tuberculeux, et la tuberculose sous une forme ou sous une autre reste la cause principale de ces états pathologiques.

Si cette manière de voir semble encore fragile à soutenir, c'est qu'en pathologie le mot *étiologie* a besoin d'être enrichi d'une notion nouvelle. Certains états pathologiques, comme les hyperplasies et les dystrophies en général, ne commencent à se manifester que quand une infection a occasionné dans l'organisme des changements huméraux par suite des réactions opposées à cette infection.

L'obésité acquise est en général un état pathologique dont à l'origine on dépiste une infection contre laquelle l'organisme a réagi victorieusement. Elle est la règle après chaque crise du rhumatisme tuberculeux localisé ; elle est encore la règle quand une tumeur blanche tend à l'ankylose ; elle est assez fréquente chez les asthmatiques qui réalisent une forme de tuberculose inflammatoire défendante, et souvent quand un catarrhe humide se transforme en asthme. Si à son origine on trouve souvent une infection, une intoxication, il est à remarquer que cette bradytrophie adipeuse ne dépend pas directement de l'infection, mais en quelque sorte secondairement, de telle sorte que l'étiologie des troubles nutritifs, caractérisés par les dyscrasies et les dystrophies, dans ses rapports avec l'infection, doit être considérée comme de nature postinfectieuse, et non pas directement infectieuse.

Ce sont des troubles nutritifs qui coïncident et suivent les réactions salutaires de l'organisme, réactions inflammatoires manifestes ou latentes qui tendent à engendrer la guérison ou l'immunité.

A qui cela paraît par trop hypothétique, je tiens à faire remarquer que le médecin n'est pas un pathologiste de laboratoire et ne doit pas considérer la guérison ou l'immunité comme des états normaux. L'immunité passagère, à plus fort eraison l'immunité définitive, est tout au moins un état parapathologique qui peut engendrer des troubles nutritifs.

Ne sont-elles pas hautement suggestives, ces lignes écrites

par Sokolowski dès 1891 : « Chez les tuberculeux dont la
maladie évolue lentement, on peut voir survenir des phénomènes d'arthritisme ; tandis que les lésions pulmonaires
deviennent fibreuses et guérissent, les malades engrais-
sent, ils éliminent abondamment de l'acide urique, offrant
une dyspepsie qui a les caractères de celle des arthritiques ; les lésions pulmonaires tuberculeuses étant guéries,
le malade reste sujet à contracter souvent des catarrhes
bronchiques vulgaires. La genèse de cet arthritisme
acquis reste complexe. » Un enfant scrofuleux qui
guérit, a dit Bouchard, devient un adulte arthritique.
Lugoul et Dubourg ont noté le lymphatisme et la scrofulose comme des causes prédisposantes à l'obésité ; mais
à cette époque l'Ecole française reconnaissait la scrofulose
aussi comme une diathèse ; c'était encore là un trouble de la
nutrition retardante. N'empêche que les rapports des états
arthritiques avec la tuberculose étaient très fréquemment
cités, et les études de Poncet n'ont fait qu'en changer
l'interprétation.

Si avec Pidoux beaucoup de médecins se sont attachés à la conception d'un antagonisme entre l'arthritisme et la tuberculose, et à laquelle on a dû vite renon-
cer, *la parenté entre l'arthritisme et la scrofule* n'a fait
que gagner en importance.

« Bien des médecins, disait Legendre dès 1898, seront
étonnés d'entendre qu'il existe une *parenté entre l'arthritisme et la scrofule.* » Cependant le fait nous paraît indé-
niable: les fils des goutteux et des diabétiques, c'est-à-
dire des arthritiques les plus typiques, sont souvent scrofuleux. Les enfants des arthritiques sont très disposés,
pendant leurs premières années, aux mêmes manifestations fluxionnaires et catarrhales des téguments et des
muqueuses que les scrofuleux, fils de scrofuleux. La
seule différence entre les uns et les autres, c'est que la
résolution de ces affections banales est chaque fois complète chez les arthritiques et demeure imparfaite chez les

scrofuleux ; à chaque reprise chez ces derniers le reten-
tissement ganglionnaire est plus accentué, plus durable,
les tissus sont plus engorgés, les traits sont plus épais-
sis.

Cependant prenez un jeune scrofuleux ayant déjà l'habitus caractéristique ; placez-le dans de bonnes conditions
d'hygiène : vous le guérissez ; les ganglions diminuent, les
tissus se dégorgent. Mais ces scrofuleux guéris feront
dans l'avenir une évolution vers l'arthritisme ; il ne sera
pas rare de voir apparaître chez eux le rhumatisme, la
goutte, le diabète. Bref, Verneuil, frappé de la fréquence
des manifestations tuberculeuses chez les arthritiques,
créa l'expression d'hybridité tuberculo-arthritique.

Mais tous ces auteurs, tout en trouvant excessive l'opinion énoncée par Pidoux de l'antagonisme entre l'arthritisme et la tuberculose, ne sont pas moins restés attachés
à considérer comme juste l'évolution particulière et généralement plus lente de la tuberculose chez les arthritiques.
L'hybridité tuberculo-arthritique de Verneuil, bénigne,
était l'opposé de l'hybridité scrofulo-tuberculeuse du même
auteur qui restait maligne.

Cette manière de voir suppose que l'on connaît le début de la tuberculose chez l'arthritique, qu'elle vient
se greffer secondairement sur un terrain arthritique. L'absurdité même de cette opinion saute de prime abord à
l'œil, la manifestation même la plus brusque de la tuberculose, telle une pleurésie, ne pouvant point être considérée comme la première étape de l'infection tuberculeuse !
Dans tous ces cas, il devient évident que nous sommes en
droit de nous demander si la tuberculose n'a pas précédé
l'arthritisme.

En ce qui concerne le diabète, qui reste une maladie
par excellence arthritique, les complications tuberculeuses,
qui ont été considérées comme étant secondaires, ne sont
pas moins primitives en vérité.

Les rapports du diabète avec la tuberculose sont inverses

de ceux qui ont été enseignés par les classiques ; pour s'en convaincere il suffit de bien regarder les choses. On peut même dire que la conception du terrain arthritique en pathologie générale a été la notion la plus néfaste qui empêcha les cliniciens de voir clair dans la pathogénie du diabète, et malgré une foule d'expériences de laboratoire, le chapitre du diabète reste encore un des plus pauvres de la pathologie. Sauf sa *définition* et son *pronostic*, le médecin connaît encore peu de chose de la nosologie du diabète gras.

Depuis 1674, époque à laquelle Thomas Willis découvrit le diabète par la saveur mielleuse des urines, jusqu'à aujourd'hui, la pathogénie du diabète a été l'objet de discussions interminables.

Longtemps la conception du terrain arthritique a régné en maîtresse sur cette pathogénie ; l'école de Bouchard a cherché à nous expliquer que le sucre éliminé ne provient pas de l'excès de la fonction glycogénique, mais de la diminution de la fonction désassimilatrice, du manque de glycolyse dans l'organisme. Avec cette conception, on se trouva logiquement porté à classer le diabète dans les manifestations de l'arthritisme, et le diabète devint ainsi, comme la goutte, la gravelle, la lithiase, l'asthme, l'eczéma, le rhumatisme chronique, une maladie de *ralentissement de la nutrition*.

Quelques objections ont été vite formulées contre cette opinion : la quantité absolue de l'oxygène consommé et de l'acide carbonique produit oscillant autour de la normale et le quotient respiratoire CO^2/O^2 ne variant pas beaucoup, surtout l'élévation du chiffre de l'urée chez le diabétique n'étant pas de nature à faire accepter la théorie du ralentissement de la nutrition. Si, pour Bouchard, l'excès de l'azote urinaire dépend, dans ce cas, de la désassimilation en excès de l'albumine ingérée ou corporelle pour compenser la mise en liberté des calories que le sucre ne fournit plus, cette réponse aux objections formulées contre la théorie du ralentissement de la nutrition, qui paraît fort séduisante, ne pèche pas moins par le zèle de faire de la nutrition retardante la cause essentielle du diabète : la nutrition retardante coïncidant ainsi d'une façon bizarre avec la nutrition accélérée.

Dans le cas d'un diabétique qui élimine 500 grammes de *glycose*, si on demande à la destruction de l'albumine les calories que fournit l'oxydation de 500 grammes de glycose, 2.520 calories, il faudrait concevoir une polyphagie ou une autophagie de 600 grammes d'albumine fixe, c'est-à-dire de 3 kilos de viande par jour, et encore la destruction de laquelle albumine viendrait augmenter la glycosurie par 360 grammes de glycose dégagée par la consommation de cette albumine, sans compter que la quantité d'albumine détruite serait fantastique. Cette théorie de la compensation du sucre non utilisé ne convient pas à tous les cas de diabète. Si même on voulait fournir, aux dépens des graisses, les calories que les 500 grammes de glycose dégagent, il faudrait consommer par jour 300 grammes de graisse en excès, ce qui fait 10 kilos dans un mois ; les diabétiques n'ingèrent point cette quantité de graisses.

L'organisme des diabétiques est-il capable de cette compensation ? Si le diabétique emprunte à l'utilisation des graisses les calories manquantes, le diabète devrait appartenir à la catégorie des individus qui utilisent bien leurs graisses, et combien c'est l'inverse en vérité ! les 50 % des obèses deviennent diabétiques, et les 15 % des personnes ayant un embonpoint considérable subissent le même sort ; les diabétiques qui éliminent même 500 grammes de glycose sont encore obèses et restent tels jusqu'à la période de cachexie.

Cette thèse de Bouchard, de simplifier le diabète d'une façon telle que la glycosurie chez le diabétique ne serait, en somme, qu'une voie de dérivation de sucres non utilisés, dépasse en absurdité toutes celles qui ont été émises jusqu'aujourd'hui en médecine. Il y a forcément autre chose que cette simple excrétion de sucre non utilisé, et cette autre chose ne doit pas échapper aux cliniciens.

A l'âge où le diabète gras s'installe d'habitude, la consommation du sucre chez l'individu normal ne dépasse pas de 3 à 400 grammes de glycose par jour. A supposer que le diabète soit une maladie simple, la non-utilisation du sucre, le diabétique ne devrait pas éliminer plus de 400 grammes de glycose par jour, et ne connaissons-nous pas des diabétiques qui éliminent un kilo de sucre par jour? Il faudrait encore considérer que chez ces diabétiques la non-utilisation du sucre fût complète, que les tissus n'en ont pas assimilé du tout, ni par oxydation directe, ni par déshydratation, ce qui est loin d'être imposable à la clinique.

Cette prétendue nutrition retardante des tissus n'explique pas pourquoi l'élimination du sucre dépasse de beaucoup parfois la quantité de glycose consommée par ceux dont la nutrition est normale. Un diabétique qui élimine un kilo de sucre par jour, d'après le coefficient normal de la désassimilation du sucre, devrait avoir un coefficient trois fois plus élevé que celui d'un individu normal, et pourtant, d'après la théorie, le diabétique est celui dont le coefficient est au-dessous de la normale. Pourquoi ce paradoxe ?

La théorie de la compensation, dans ces conditions, devient même absurde ; quelle que soit l'origine de glycose, le diabétique, loin de pouvoir compenser le manque d'utilisation du sucre, en souffre au contraire. Cette souffrance, la polyphagie en est la meilleure preuve. Le diabétique a toujours faim, et une faim insatiable, et ingère des quantités fantastiques d'aliments. Le diabétique c'est le tonneau des Danaïdes; cette impulsion à ingérer surtout les hydro-carbonés démontre assez que l'organisme a besoin de glycose, et malgré tous les efforts qu'il fait instinctivement, il ne peut pas se satisfaire. Si la cause de la glycosurie chez le diabétique était le ralentissement de la nutrition, pourquoi cet appel aussi pressant et aussi constant aux hydro-carbonés dans un organisme dont la nutrition des tissus est ralentie ? Pourquoi ce désordre dans l'harmonie des fonctions qui président d'une part à l'assimilation et d'autre part à la désassimilation ?

La conclusion qui s'en dégage, c'est que *le sucre des diabétiques est impropre à l'utilisation.*

Les théories du diabète ont été si nombreuses qu'il n'est guère possible d'en proposer une nouvelle. Foster attribuait une catégorie de diabète à la *mauvaise préparation du sucre.* Cantoni et Palladino invoquèrent la *malformation du sucre* pour expliquer les glycosuries. Si Voit et Pottenkofer ont pensé faire jouer un rôle à la désassimilation des substances protéides en présence d'une quantité insuffisante d'O., par des lésions des globules rouges chez le diabétique, qui produirait plus de sucre qu'à l'état normal, d'autres, comme Munson (1), ont prétendu que dans le diabète il y a non seulement excès de destruction de l'albumine, mais le sucre issu des protéides est *moins facilement oxydable* par l'organisme.

La théorie de Seegen (2) s'attache d'une certaine façon à la malformation du sucre. Pour lui, le diabète résulterait d'une incapacité de la cellule hépatique à faire subir aux hydrates de carbone *leurs transformations normales. Diabète hépatogène.* Toutefois Seegen, en voulant trop préciser, tombe dans les hypothèses ; cette incapacité de la cellule hépatique serait celle de la non-transformation du sucre en glycogène. *Aglycogénie.* C'est ce même phénomène, d'après Naunyn, désigné sous le nom de *dyzoamylie,* qui serait le phénomène fondamental de la glycosurie.

(1) The Source of Sugur in diabetes mellitus, *J. Amer, of med Assoc.,* 1897.

(2) J. Seegen, *La Glycosurie animale,* trad. L. Hahn, 1890, *Central f. Physiol.,* 1896.

Les expériences d'Erhlich contredisent cette manière
de voir ; elles prouvent la possibilité de formation de glycogène chez le diabétique, et Georges Rosenfeld (1) en
conclut que ce n'est pas l'absence de formation de glycogène qui se trouve à l'origine de la glycosurie, mais
bien, au contraire, l'incapacité d'utiliser les hydrates de
carbone qui passent par la phase de glycogène.

Bien des faits appuient cette manière de voir. Certains
hydrates de carbone qui se transforment chez le diabétique en glycogène, telle la lévulose, ne sont pas utilisés
du tout, toute la lévulose administrée se retrouve dans
l'urine sous forme de dextrose. Par contre, tout hydrate de
carbone est incapable de former du glycogène : tels l'*acide
glycuronique* et la *glycosamine ;* ceux-ci sont utilisés et
complètement oxydés par l'organisme, tant chez le diabétique en clinique, d'après Rosenfeld, que chez les animaux phlorhydziniques, d'après Baumgarten. L'extirpation du foie chez les grenouilles rendues diabétiques par
l'extirpation du pancréas fait cesser la glycosurie.
D'après le même auteur, l'anastomose de la veine-porte
avec la cave-inférieure chez des chiens rendus diabétiques
par les injections de phlorhydzine, fait disparaître la
glycosurie. Ces faits indiquent suffisamment que les glycosuries, quelles qu'elles soient, dépendent d'un trouble
hépatique : la glycosurie étant la conséquence d'une évolution vicieuse des hydrates de carbone qui passent par
la phase de glycogène. Et toutes les fois que cette phase
est supprimée, les glycoses sont oxydées et utilisée chez
les diabétiques.

L'identité chimique du sucre diabétique avec le sucre
du sang normal et avec la glycose n'exprime pas forcément qu'il y ait une identité biologique du sucre diabétique et de celui du sang normal. *La glycosurie* apparaît,

---

(1) Georges Rosenfeld, *Des voies d'oxydations de sucre. Berl. Klin
Wochens.*, 30 déc. 1907.

au contraire, comme un état pathologique semblable à
l'*uricémie*.

*L'acide urique chez les uricémiques, indépendamment
du pouvoir dissolvant des humeurs, est moins soluble que
l'acide urique normal.*

*La glycose chez le diabétique, indépendamment du pou-
voir oxydant de l'organisme, est moins facilement oxydable que la glycose normale.*

Il est même à prévoir que tous ces états pathologiques
dépendent d'une insuffisance hépatique. La glycosurie est
souvent précédée de l'uricémie, elle est accompagnée de
phosphaturie, d'azoturie et d'albuminurie. Le rôle du
foie dans le diabète paraît ainsi de plus en plus essentiel,
les glycosuries étant l'expression d'une *hépato-pathie*. Et
toutes les autres causes de glycosuries agissent, enfin en
provoquant un trouble hépatique.

Parmi ces causes, il y en a une dont l'importance a
paru occuper, jusqu'en ces temps derniers, l'unique place
dans la pathogénie des glycosuries : ce sont les altérations
du pancréas. Elliotson et Bright ont, les premiers, attiré
l'attention sur les altérations du pancréas chez les diabétiques ; celles-ci furent reconnues exactes avec Griesinger,
Recklinghausen, Shapper, Cantani, Friedreich, Lecorché,
Poppé, G. Bouisson, et surtout Lancereaux. A côté des
auteurs comme Mering, Minkowski et Lépine, qui ont
fait du diabète une maladie d'insuffisance pancréatique, le
médecin ne peut accepter encore qu'un diabète pancréatique de Lancereaux. Bien avant ces faits expérimentaux,
Bouchard cherchait à préciser le rôle du pancréas dans
les glycosuries, mais ce n'est qu'en 1899, au 62e Congrès
des Médecins allemands, à Heidelberg, que Minkowski
et Mering ont apporté un appui considérable à la
théorie pancréatique du diabète. Depuis, une foule
d'expérimentateurs ont confirmé ces constatations, et
aujourd'hui tout le monde admet que l'ablation totale
du pancréas produit non pas seulement une glyco-

surie transitoire, mais un véritable diabète accompagné des phénomènes identiques aux symptômes du diabète humain.

Ces recherches devinrent fort intéressantes quand, trois ans après, Minkowski est venu rapporter que des greffes de fragments de pancréas à des chiens permettaient d'enlever tout leur propre pancréas sans produire de glycosurie, laquelle survenait quand on enlevait la greffe ou si on liait les vaisseaux (1). Quelques mois après, mon maître Hédon communiquait à la Société de Biologie des faits analogues.

Lépine, de Lyon, en confirmant les expériences des auteurs précités, construisit sa théorie sur le diabète : Que le sang normal détruit constamment la glycose par l'action d'un ferment issu du pancréas, le ferment glycolytique. Lépine, plus tard, modifia un peu sa manière de voir et admet que le pancréas ne peut pas être considéré comme la source exclusive du ferment glycolytique ; les globules blancs posséderaient, à un haut degré, le même pouvoir, ainsi que certaines glandes intestinales. Arthus (2) a vu dans le ferment glycolytique un ferment analogue au fibrine-ferment. Lépine invoquait même les études histologiques de Renault, de Lyon (3), sur la « structure du pancréas » : « Les cellules du pancréas étant ordonnées par rapport aux vaisseaux et non par rapport aux conduits excréteurs, disposition anatomique qui permet au pancréas de verser dans le sang une partie de ses produits d'élaboration ». Laguesse (4) considère comme agents de la sécrétion interne du pancréas, les îlots de Langerhans, ou îlots endocrines ; cette manière de voir serait même acceptée par la plupart des physiologistes, et

(1) Minkowski, *Berlin Med. Woch.*, 9 mai 1892.
(2) Arthus, Soc. Biol., 8 mai 1894.
(3) Essai sur la nomenclature méthodique des glandes, *Archives de physiologie*, 1881.
(4) Laguesse, Soc. de Biologie, 26 oct. 1895.

d'après Delaunay (1), le sympathique directeur de l'Ecole de médecine de Poitiers, serait la thèse la plus admise par les auteurs italiens.

Mais jusqu'ici l'accord ne semble point être fait sur le mécanisme du rôle du pancréas dans les glycosuries. Tout ce que l'on peut dire, c'est que les théories de diastases glycolytiques ont fait ces temps derniers, faillite complète. D'après Kraus, la quantité de sucre que cette diastase serait susceptible de détruire est absolument insignifiante. Il en serait de même, d'après Zulzer, de la diastase glycolytique des muscles, décrite par O. Conheim, laquelle serait activée par un produit du pancréas. De telles contradictions ont fait dire à Pflugers que l'influence de l'extirpation du pancréas sur les échanges sucrés serait purement nerveuse. En matière de pathogénie du diabète, l'influence nerveuse fut toujours le dernier refuge. Aussi la théorie de Pflugers n'est pas encore appelée à avoir des adeptes. C'est de la pathogénie dans l'espace. Il y a une chose certaine : le rôle du pancréas dans les glycosuries. Ce rôle est évident, les faits cliniques avec destruction du pancréas par des néoplasmas accompagnés de glycosuries le prouvent en dehors des faits expérimentaux, mais le mécanisme intime de la fonction du pancréas dans l'évolution des hydrates de carbone n'est point encore élucidé.

Quelques-uns ont émis même l'hypothèse que le pancréas fournissait une *sensibilisatrice* pour la fixation de la molécule du sucre sur le protoplasma de la cellule. On sait que, d'après Erhlich, la molécule du protoplasma vivant serait constituée par un noyau vivant et des chaînes latérales de différentes natures. L'assimilation des aliments consisterait dans la fixation de la molécule alimentaire sous forme d'une chaîne latérale au noyau central. Le pancréas fournirait le groupe *haptophore*, la substance

(1) Soc. des Sciences méd. de Poitiers. Discussion sur le « Rapport du diabète et de la tuberculose ».

sensibilisatrice. On pourrait objecter à cette manière de voir : si la présence d'une sensibilisatrice dans le sang préside à l'utilisation des glycoses, on ne comprendrait pas l'utilisation chez le diabétique de glycose administrée par la voie anhépatique.

Ces considérations démontrent qu'une seule conclusion est possible quant au mécanisme du rôle de la secrétion interne du pancréas. Il s'agit là d'une action excitatrice sur la cellule hépatique, et qui imprime à l'évolution des hydrocarbonés une perfection qui les rend oxydables à l'état normal.

Les études approfondies de ces temps derniers ont démontré, en effet, que de telles corrélations entre les différents organes constituent la règle, et qu'il y a une coordination des différentes fonctions vers un but commun. Comme disent Bayliss et Starling (Cronion Lectures, Roy. Collège of Physiciens, London, 1905, *Lancet*, août 1905), chaque organe verse dans le torrent circulatoire, milieu interne, un produit que nous croyions jadis être un déchet, mais que nous savons aujourd'hui avoir à remplir un rôle quelquefois fort important pour la nutrition normale d'un autre organe. Avec la découverte de la sécrétine, dont l'injection dans le courant sanguin active la fonction du pancréas, vient celle de l'extrait des ovaires qui, chez des lapines, produit l'accroissement des mamelles ; de telles conclusions s'imposent aussi pour d'autres organes.

Quant à la nature de ces substances, elles auraient un caractère chimique simple et agiraient comme des drogues; leur action dépendrait de la configuration physico-chimique de la molécule, et non pas de la présence du groupe haptophore, comme les substances albuminoïdes complexes, telles abrine, ricin, venin de serpent, toxine des bactéries. Leur introduction ne provoque aucune réaction de l'organisme, comme c'est le cas avec les substances albuminoïdes, et ne joue pas le rôle d'antigène; elles sont thermo-stabiles comme la sécrétine qui peut être bouillie sans perdre son action, et présentent ainsi des analogies avec les substances pharmaceutiques.

On voit ainsi combien nous sommes loin de la présence d'un ferment glycolytique dans le plasma sanguin, et d'une sensibilisatrice d'origine pancréatique ; tout porte à admettre, au contraire, que la glycosurie dépend d'un trouble hépatique, et ce trouble, dans *le cas de diabète pancréatique, est dû au manque de l'hormone pancréatique sur la fonction hépatique.*

Les théories du diabète pancréatique ont paru, ces temps derniers, se compliquer par la notion d'une nouvelle forme de diabète expérimental par l'injection de l'adrénaline dans le sang. Mis en évidence par Blum (de Francfort-sur-le-Mein), Zulzer, dans une communication à la Soc. de Méd. interne de Berlin (15 juin 1908), remplaça le diabète pancréatique par le diabète surrénal. Pour Zulzer, il y aurait un antagonisme entre les effets des sécrétions internes du pancréas et des surrénales à l'égard de glycose dans l'organisme ; le diabète reconnaîtrait toujours une cause unique, un excès relatif ou absolu d'adrénaline. Le diabète surrénal aurait ainsi deux aspects : *positif* : excès d'adrénaline, ou *négatif* : défaut des substances neutralisantes d'adrénaline, ou de l'hormone pancréatique.

D'autres expérimentateurs sont venus appuyer l'antagonisme des sécrétions internes du pancréas et des surrénales (Mosner, Dorhn, Frouin).

J'avoue, toutefois, qu'en France, où on conclut avec plus de lenteur qu'en Allemagne, on ne peut pas accepter sans une hésitation, comme preuve de cet antagonisme, la diminution des glycosuries chez l'animal dépancréatisé par la troublante expérience qui consiste à extirper les capsules surrénales. Il serait inutile, d'après le seul fait qu'il y aurait antagonisme entre les différents hormones, de compliquer les notions sur le rôle du pancréas dans les glycosuries. La thyroïdine produit, elle aussi, de la glycosurie, faut-il créer pour ce seul fait un diabète thyroïdien ? Le fait serait-il exact, cela ne change que peu la conclusion que la glycosurie dépend d'un trouble hépatique. En outre, la clinique apporte des faits de plus en plus convaincants du rôle du foie dans les diabètes. Cette manière de voir simplifie même la pathogénie des glycosuries en général : la glycosurie par piqûre du 4e ventricule, par la lésion du nerf sympathique, par l'irritation du pneumogastrique, par les substances toxiques (phosphore, arsenic, phlorhydzine), qui toutes produisent une lésion ou un trouble hépatique. Il y a en quelque sorte une unité pathogénique des glycosuries, du moins en clinique, derrière le diabète, le trouble hépatique est constant. Ces lésions hépatiques sont les plus fréquentes et constantes dans le diabète, la *congestion chronique*, la *dégénérescence graisseuse*, la *cirrhose hypertropique simple* ou *pigmentaire*, la *précirrhose de Glénard*, cirrhose parcellaire à évolution lente, et les autres causes diabétogènes, d'après Glénard, engendreraient le diabète par l'intermédiaire des lésions du foie analogues à celles que produit l'alcool. Gilbert admet que dans la plupart de ces cas le foie est scléreux.

Il est même à remarquer que parfois des lésions aiguës hépatiques occasionnent des glycosuries (1). Castaigne (2) soutient aussi que la lésion hépatique est constante au début du diabète. Certains faits indiquent la fréquence des lésions hépatiques : la fonction uropoïétique et les fonctions uriques sont constamment déviées chez les diabétiques, l'uricémie précède toujours la glycosurie ; l'uricémie n'est guère possible sans un trouble hépatique, puisque l'on admet aujourd'hui, d'après Minkowski (3), que c'est dans le foie que se forme l'acide urique par le

(1) J. Faivre, Forte glycosurie dans un cas d'angiocholite grave, la glycosurie disparaissant avec la guérison. Soc. des Sc. méd. Poitiers.
(2) Castaigne, *L'Écho de la méd. et de la chir.*, 197-229. Leçons à la Faculté de méd. de Paris.
(3) *Précis de chimie biologique*, Allyre Chassevent, p. 270.

dédoublement de nucléine. Quant aux grands hépatiques, les malades atteints d'affections graves du foie, cirrhose de Hanot, de Laënnec, l'analyse des urines fractionnées démontre que ces hépatiques sont très souvent diabétiques (Achard, Castaigne). Le fait est donc d'une authenticité absolue, les troubles hépatiques sont suivis de glycosuries, et de la pathogénie du diabète, on doit retenir une notion bien acquise : le diabétique est avant tout un *hépato-pathique.*

Cette étude sur la pathogénie du diabète me semblait utile pour mieux élucider l'étiologie du diabète sucré. Cette étiologie est celle de toutes les intoxications chroniques qui produisent la sclérose d'un organe, du foie ou du pancréas, et en règle générale des deux à la fois. Jusqu'ici, sous le titre de l'étiologie du diabète, on n'a étudié que les causes prédisposantes, toutes celles de l'arthritisme qui n'ont rien à faire avec l'étiologie, le diabète ne faisant pas forcément partie du groupe des maladies classées comme manifestations arthritiques. C'est par un raisonnement fantastique que l'on a énuméré ces causes : l'excès de la nourriture azotée chez les riches, très hydrocarbonée chez le récolteur de la canne à sucre, le whisky et le gin chez l'Anglais, sans compter sa bière noire et le beafsteak ; la vie sédentaire, les préoccupations intellectuelles, ont paru jouer un rôle à part. Le diabète n'est pas toujours la maladie des hommes de politique ; les prétentions et les ambitions des banquiers, des commerçants, des industriels et des leaders des partis ne sont pas non plus des causes diabétogènes. Tout ne dépend pas forcément et uniquement du savoir-vivre culinaire et physiologique de l'individu, de Bacchus et de Lucullus. La syphilis a été incriminée sans que les faits répondent à la réalité ; les pays où la malaria est endémique n'ont pas fourni plus de contingents de diabétiques que les localités où le paludisme n'a jamais existé. Quant à l'alcoolisme, pas plus que la cirrhose, le diabète n'est pas plus fré-

quent chez les alcooliqués que chez les non-alcooliques.
Il y a une cause puissante dans la pathogénie du diabète
sucré, c'est le rôle de l'intoxication. Hirschfeld (1) admet que
c'est une substance toxique, inconnue pour le moment, qui
entraîne la cirrhose hépato-pancréatique. Léo (de Bonn) (2)
avait déjà attribué à la présence d'un produit toxique la
glycosurie. Cette intoxication produit la glycosurie avant
d'avoir créé des lésions définitives de sclérose hépato-pancréatique. Elle produit d'abord une glycosurie passagère,
laquelle peut se dégénérer en diabète grave. D'autres fois,
un diabète guérit (on ne peut pas appeler glycosuries passagères celles qui sont accompagnées des symptômes cardi-
naux du diabète, polyphagie, polydipsie, polyurie et
asthénie). Ces faits prouvent le bien fondé de la thèse
de l'intoxication ; dans une période prédiabétique l'intoxication à elle seule produit les glycosuries en frappant la
cellule hépatique de l'insuffisance. Que cette intoxication
persiste, l'insuffisance hépatique finit par devenir définitive
et le diabète est constitué. La cellule hépatique serait
d'ailleurs un élément essentiellement fragile, pouvant être
profondément altéré en quelques minutes ou au plus en
quelques heures (3). « Si l'intoxication est passagère, l'atteinte cellulaire se répare facilement, et c'est au cas d'intoxication prolongée que les cellules se résorbent progressivement, et au niveau des foyers touchés se manifeste une
réaction fibreuse, et on assiste ainsi à l'histogenèse de cirrhose » (N. Fiessinger). Il serait même impossible d'admettre un diabète sans cette intoxication sanguine, quand on
considère la fréquence des névralgies chez les diabétiques
et les glycosuriques, surtout celles des névrites dans la
pathogénie desquelles l'hyperglycémie est rien moins que
cause, ces névrites que l'on n'a jamais pu produire encore

(1) M. F. Hirschfeld, Société méd. intern., Berlin, 19 oct. 1908. *Le rôle de
l'intoxication dans la pathogénie du diabète.*
(2) 16ᵉ Congrès allemand de médecine interne, Wiesbaden, 1898.
(3) N. Fiessinger, *Histogenèse du processus de cirrhose hépatique*, thèse,
Paris, nov. 1908.

par l'injection de glycose. Reste à savoir quelle est la
nature de cette intoxication. Si elle ne peut être que micro-
bienne même pour ceux (von Hanemann, Weichselbaun et
d'autres) qui admettent que la cause déterminante du
diabète consiste le plus souvent dans une pancréatite
subaiguë, il faut convenir pour la généralité des cas que
la longue période prédiabétique permet de supposer qu'il
s'agit là plus souvent d'une intoxication chronique, lente,
et parmi ces intoxications microbiennes, la tuberculose
réclame certes à elle seule la plus large place ; quand on
considère que la phosphaturie, qui est un symptôme
initial de la tuberculose latente et vient compliquer
25 0/0 des diabétiques, et l'albuminurie qui se rencontre
avec une fréquence allant de 2/3 jusqu'à 4/5 du diabétique,
cette albuminurie dont nous avons vu l'origine si souvent
de nature tuberculeuse, on ne peut pas méconnaître que la
plupart des diabétiques ne doivent leur diabète à une tuberculose latente.

La fréquence des lésions hépatiques, les cirrhoses
parcellaires et la précirrhose de Glénard, si fréquentes chez
les diabétiques et qui semblèrent longtemps être occasionnées par l'alcool, sont reconnues aujourd'hui être des
conséquences des réactions hépatiques contre les toxi-
-infections tuberculeuses. La méthode de tuberculisation
et de tuberculinisation combinée a donné dans les mains
de Gougeret (1), même chez les cobayes, toutes les formes
des réactions hépatiques cirrhotiques. Comme pour le rein,
on rencontre les passages des néphrites folliculaires à des
néphrites fibreuses ; pour le foie on peut surprendre
toutes les transitions histologiques entre les cirrhoses folliculaires et les cirrhoses non folliculaires. Ces faits reconnus
exacts prouvent combien la tuberculose est à l'origine une
cause étiologique des lésions reconnues diabétogènes ; le

(1) H. Gougeret, *Revue de Médecine*, 1909, 10 février. Reproduction expérimentale des cirrhoses.

fait d'ailleurs dont tout le monde reste frappé, n'est-ce pas la fréquence de la tuberculose chez les diabétiques ?

En règle générale, le diabète est constaté au cours d'une bronchite chronique, bronchite dite *banale*, et l'immense majorité des diabétiques, en aussi excellente santé qu'ils paraissent, présentent à l'auscultation les signes de la bronchite chronique. Le fait est si constant que Lecorché décrit une *bronchite diabétique* (1), une bronchite tenace, récidivante, mais qui serait non bacillaire. Pavy, Wils, Seegen, Dreschfeld et Demange ont ajouté une *broncho-pneumonie aiguë catarrhale secondaire*, qui viendrait se greffer sur cette bronchite diabétique. Celle-ci pourrait se terminer par la *formation rapide de cavernes*. De telles bronchites nous ne pouvons pas admettre qu'elles ne soient pas de nature tuberculeuse. Riegel, Fink ont décrit une *pneumonie fibreuse ulcéreuse*, avec sécrétion purulente, induration scléreuse du parenchyme, dilatation bronchique, mais qui ne contiendrait ni bacilles ni nodules tuberculeux. Ces conceptions sont forcément un peu vagues ; il n'y a aucun lieu de décrire spéciales au diabète de telles formes de tuberculose chronique pulmonaire, pouvant se compliquer de broncho-pneumonies passagères, non sans entraîner parfois la formation rapide des cavernes, la *broncho-pneumonie aiguë catarrhale secondaire* de Pavy, Wils, etc., ou bien suivre une marche chronique avec tendance à la sclérose du parenchyme, dilatation bronchique, sécrétion purulente, qui devient la *pneumonie fibreuse ulcéreuse* de Marchand, Riegel et Fink.

Les diabétiques qui ont une pneumopathie nette voient leur glycosurie augmenter pendant que cette pneumopathie traverse une période d'exacerbation. Nous prenons trop souvent toute notre science dans les livres; c'est pourquoi peut-être elle est parfois si éloignée des vérités en clinique. Avec quelle facilité n'avait-on pas expliqué la

---

(1) *Diabète, Traité de médecine*, Bouchard, Brissaud, etc., p. 503, t. I.

diminution des glycosuries ? en été, par les exercices, chasses, promenades, etc., qui permettaient aux diabétiques de brûler leur sucre. — La vérité est que le diabétique doit éviter aussi souvent les exercices, et il ne verra pas moins pour cela diminuer sa glycosurie en été. H. Busquet (1), après Lüthju (2), est venu confirmer chez les glycosuriques l'influence favorable de la chaleur sur l'utilisation du glycose. Si vous ajoutez à cette cause extérieure le rôle de l'intoxication pendant les exacerbations des pneumopathies chez les diabétiques, qui sont beaucoup plus fréquentes l'hiver que l'été, on comprendrait pourquoi les diabétiques voient leur glycosurie augmenter l'hiver. Ces faits auraient pu attirer déjà l'attention du praticien : un diabétique même légèrement enrhumé augmente sa glycosurie. Il faut donc ajouter à une conception régnante : « Les bronchites et les pneumopathies sont fréquentes et rebelles chez les diabétiques, parce que le terrain est favorable », cette autre conception que « les bronchites et les pneumopathies sont une cause réelle des glycosuries ». — Ces rapports entre les pneumopathies et les glycosuries fixent aussi mieux le rôle de l'intoxication tuberculeuse dans l'étiologie du diabète. La liste des manifestations tuberculeuses chez les diabétiques ne comprend pas que les pneumopathies. Celles-ci embrassent toutes les manifestations connues de la tuberculose même : la rétraction de l'aponévrose pulmonaire, la broncho-pneumonie tuberculeuse, la pneumonie pseudo-tuberculeuse, qui se terminuent par des cavernes, des pleurésies sucrées, l'asthme, le *rhumatisme* chronique et toute la gamme de la tuberculose inflammatoire — Si vous ajoutez à cela que 47 0/0 des diabétiques succombent à la phtisie, ne trouvez-vous pas excessive l'opinion en général des classiques

---

(1) H. Busquet, *Influence de la température sur la glycosurie des diabé-liques.*
(2) Luthju, Congrès de méd. intern. de Wiesbaden, 1905, p. 268.

qui font du diabète une dystrophie sanguine dans la pathogénie de laquelle le bacille de Koch n'est rien de plus qu'une
infection venant compliquer la scène à la faveur de la
déchéance occasionnée par les troubles profonds de la glycosurie ?

Et qu'on n'aille point insister que ces manifestations
tuberculeuses sont secondaires comme les anthrax chez
les diabétiques. Rien n'est plus absurde d'ailleurs que
de chercher à remonter à l'origine devant une manifestation tuberculeuse. Cette origine est toujours beaucoup
plus reculée que nous ne le pensons ; elle est même peut-
être plus souvent héréditaire que l'on ignore en vérité. Le
diabétique a toujours dans son passé quelques manifestations tuberculeuses qu'il s'agit de chercher pour les dé-
pister ; ce sont ces caresses bacillaires qui passent si
souvent inaperçues parce qu'elles ont été diagnostiquées,
des pneumonies, des rhumatismes, des fluxions de poitrine, des érythèmes ou autres. Mais, en règle générale, la
manifestation tuberculeuse est beaucoup plus nette en
vérité. En règle générale aussi, les enfants d'un futur diabétique sont tous entachés d'une tuberculose typique.
Quelle est donc cette tare physiologique avant que le diabète ne s'installe encore qui, chez les descendants, crée
cette prédisposition si marquée à la tuberculose ? C'est
là un fait très général, et l'explication que la tuberculose
vient se greffer secondairement chez le diabétique se trouve
forcément ébranlée ; c'est qu'en vérité le futur diabétique est un tuberculeux torpide et transmet à ses descendants les prédispositions de contracter la tuberculose dès
le jeune âge.

C'est pour ne pas avoir cherché ces tuberculoses
atypiques, quelques bronchites tenaces, quelques septicémies rhumatismales, une hémoptysie parfois unique qui
ne laisse pas plus de trace qu'une étoile filante dans l'azur,
ou même très souvent quelques suppurations bacillaires,
sans compter les pleurites ou autres, c'est pour ne pas avoir

cherché ces atteintes légères d'une tuberculose inflammatoire que l'apparition de la tuberculose typique a paru
jusqu'à ce jour comme une complication nouvelle du
diabète. Bien au contraire, la tuberculose, sous une
forme dissimulée depuis bien longtemps, a modifié déjà
l'organisme du diabétique, troublé profondément la nutrition et brusquement, jusque-là dissimulée, torpide,
elle change d'aspect et prend les allures de la tuberculose
typique.

Analysez bien l'histoire de vos diabétiques : vous les trouverez tous entachés d'une tuberculose, de laquelle le
malade ignore l'importance.

J'ai rapporté plus loin l'observation d'un goutteux
(observ. IV) qui, scrofuleux avéré, fit plusieurs saisons
à Salies-de-Béarn étant jeune, en suite de bronchites
tenaces jusqu'à l'âge de 30 ans ; vers l'âge de 40 ans,
diabète gras. Plus tard, il guérit de son diabète, non sans
conserver le foie gros. Vers l'âge de 60 ans, il était entaché
des douleurs qualifiées de goutteuses, hypertrophie du
cœur, cœur bœuf avec intermittences cardiaques accentuées.

J'ai eu l'occasion de donner mes soins à une châtelaine
dont l'histoire pathologique est plus édifiante encore.
Moyennement obèse, elle fit une pneumonie vers l'âge de
35 ans, soignée par le Dr Mascarel, de Châtellerault, laquelle *pneumonie* (?) aurait duré des mois entiers. On
constatait chez elle, en 1902, des adhérences pleurales, des
râles humides avec ébauche à la caverne du côté droit.
Cette arthritique tuberculeuse restait une abonnée fidèle
aux congestions pulmonaires tous les hivers, avec crachats
purulents, des hémoptysies fréquentes, de la fièvre, qui
duraient des mois entiers. En 1904, elle fit des gingivites
rebelles, mais l'analyse des urines ne décela aucune trace
de glycose. En 1905, au cours de l'exacerbation d'une de ces
crises de pneumopathie, les dents s'ébranlèrent et l'analyse des urines démontra chez elle 40 grammes de sucre

par litre, les analyses faites quelques mois auparavant n'ayant décelé aucune trace de glycose.

J'ai été appelé à donner mon avis pour un phtisique dans la clientèle du Dr Senoble, à Champdeniers. Il avait un ramollissement très étendu des deux sommets, fièvre hectique, amaigrissement considérable. Ce phtisique était en plus un diabétique et éliminait 80 grammes de sucre par litre. J'ai demandé à mon confrère laquelle des deux maladies avait commencé la première ; mon confrère fut affirmatif : les bronchites chroniques ont ouvert la scène, la glycosurie n'étant apparue que très tardivement. Des deux enfants du malade ; une fille d'une vingtaine d'années était atteinte d'une tuberculose ganglionnaire avec de nombreuses écrouelles ; un fils, plus âgé, se présentait avec tous les habitus extérieurs d'un candidat à la phtisie.

J'ai eu la bonne fortune de rencontrer un malade anciennement diabétique, dont l'histoire est une des plus curieuses. Agé de 57 ans, cet homme, après avoir fait plusieurs fluxions de poitrine dans le jeune âge, devint asthmatique; les crises de l'asthme étaient parfois si intenses qu'il restait sans pouvoir faire aucun mouvement, en proie à une vive souffrance, tant la suffocation était intense. Après de longues années d'asthme, il commence à grossir, devient obèse à peser 98 kilos. En ce moment l'analyse des urines décèle chez lui 40 grammes de sucre par litre ; il reste ainsi obèse et diabétique pendant 7 ans, avec polyphagie, polydipsie et polyurie. Plus tard la scène se complique, il fait des ulcères de l'estomac avec des douleurs intenses et des vomissements rebelles; dans cet état il commence à maigrir; le diabète disparaît du tableau tout entier, étant remplacé en quelque sorte par l'ulcère gastrique ; il maigrit, et en 1907, à l'âge de 57 ans, trois ans après l'apparition du syndrome gastrique, son poids baisse à 54 kilos, ayant toujours de l'asthme avec submatité dans tout le côté gauche, douleurs thoraciques précordiales à l'inspiration, ophtalmo-réaction à la tuberculine positive ; un fils du malade mort à l'âge de 20 ans de la phtisie.

On peut multiplier ces observations, et c'est curieux de remarquer que les auteurs se plaisent à considérer comme complication la tuberculose qui a précédé au contraire le diabète.

Voici ce que dit Legendre (1): « A côté de ceux qui deviennent phtisiques subitement et qui sont vite enlevés, d'autres deviennent tuberculeux pendant de longues années. Général quand je le vis pour la première fois, il avait eu une hémoptysie étant sous-lieutenant et avait été reconnu par hasard diabétique au cours d'une active existence ; de temps en temps il souffrait des atteintes d'une bronchite prolongée et de congestions pulmonaires dont la nature tuberculeuse avait été diagnostiquée, et c'est à un âge relativement avancé qu'il a succombé. » Voici donc un diabétique qui était tuberculeux avant d'être diabétique, l'hémoptysie l'indique suffisamment.

Pour certains auteurs, ces hémoptysies seraient des hémoptysies arthritiques ; c'est là compliquer d'une façon inutile une conception simple ; si les congestions surve-nues ultérieurement sont de nature tuberculeuse, il faut avoir une certaine audace à prétendre que l'hémoptysie qui les précède ne soit pas de cette même nature.

Dans son ouvrage *Traité de l'arthritisme*, M. de Grand-maison se fait le champion de cette conception. — Voici une observation sur laquelle il appuie cette thèse :

Mme M., 40 ans. Il y a près de deux ans que cette per-sonne est soignée par un médecin distingué pour tuber-culose pulmonaire. Depuis dix-huit mois, elle a des hémoptysies fréquentes et copieuses, se produisant sur-tout au milieu des périodes intermenstruelles. Elle ne tousse pas et n'a pas maigri. Elle a été soumise à la suralimentation, elle a pris de l'adrénaline, du chlorure

(1) Legendre, *Traité de médecine*, p. 528, t. I.

de calcium et des hémostatiques divers sans obtenir de résultat.

Elle est soumise au régime antiarthritique, un litre de boisson chaude entre les repas, le repas du soir composé de légumes. La malade se trouve mieux, n'a plus d'hémoptysie. — Conclusion de de Grandmaison : La malade était arthritique et avait des hémoptysies arthritiques (1).

C'est un cas qui indique au contraire que la suralimentation doit être bannie de beaucoup de cas de la tuberculose pulmonaire. Quant à créer des hémoptysies arthritiques, il faut une servilité d'esprit pour la conception arthritique. Comment distinguer alors ces hémoptysies arthritiques des congestions froides tuberculeuses qui sont admises aujourd'hui et qui se compliquent aussi des hémoptysies ?

A bien remarquer, ce sont les formes arthritiques de la tuberculose qui aboutissent au diabète, et comme ces formes sont très fréquentes, on pourrait se demander si la fréquence des manifestations tuberculeuses n'enlève pas un peu de valeur à l'opinion qui rattache le diabète à ces manifestations tuberculeuses et fait jouer à la tuberculose un rôle étiologique sclérogène hépato-pancréatique avec une intoxication lente de l'organisme.

C'est pour cela que j'ai cherché à savoir jusqu'à quel point on peut considérer le diabète comme une manifestation méconnue de la tuberculose, en appliquant aux tuberculeux le même traitement sérothérapique antituberculeux.

OBSERVATION I

P. D., à Pied-Baugé, Champagné-Saint-Hilaire, 55 ans 1/2. — Père mort à 47 ans, on ne sait pas de quoi,

(1) F. de Grandmaison, *Traité de l'arthritisme*, p. 363.

mère à 86. — Etant jeune, une fluxion de poitrine ; vers l'âge de 30 ans, une jaunisse passagère. Dès cette époque déjà il eut une crise de tremblement et de secousses. Dans la suite, il se sentit affaiblir. A l'âge de 50 ans, une grippe forme respiratoire ; il y a un an, il s'aperçut qu'il était diabétique, ayant dépisté lui-même sa maladie, un diabète avec albuminurie abondante, 2 grammes par litre. Quantité d'urine, 8 litres par jour avec 60 grammes de sucre par litre. Actuellement, avec le régime, quantité d'urine 4 litres, 80 grammes de glycose par litre. Toutefois il maigrit beaucoup, perdit 30 livres dans l'espace de dix mois.

Grande soif, pas d'appétit, sommeil fréquent ; à cela s'ajoutent les signes d'une grande excitabilité nerveuse, simulant chez lui la sclérose en plaques. Écriture impossible, même de signer son nom, tremblement et de fréquentes crises d'énervement se répétant souvent, parfois tous les deux jours, avec torsion des bras, impossibilité de se tenir debout, accompagnée de secousses de tout le corps (1). Foie déborde de 4 travers de doigt le rebord costal, pouls 90, sibilants disséminés en avant et en arrière.

Le malade, voyant son état s'aggraver continuellement, vint me voir en septembre 1906 ; il a été averti qu'il allait subir un traitement antituberculeux, qu'il accepta d'ailleurs sans difficulté.

1re injection fut pratiquée le 13 septembre... Le lendemain, pouls 80 au lieu de 90, aucune trace de sibilant, même en faisant tousser. — Les jours suivants, une amélioration sensible de ses crises d'énervement, dans la suite d'ailleurs aucune véritable crise. Quantité d'urine oscille toujours entre 4 et 5 litres, sucre 50 grammes par litre au lieu de 80.

2e injection sérum, le 18 septembre. — Le 21, dans une

(1) Ce malade fut présenté par Mauricet-Beauchamp et Dr Méreau, de Gençay, à la Société des Sciences médicales de Poitiers, en 1906, au mois de mars. *Sclérose en plaque chez un diabétique, guérie par le traitement antidiabétique.* — Ce diagnostic avait été réfuté avec juste raison par M. Faivre.

lettre, le malade accuse du mieux. L'écriture devient possible, toutefois avec beaucoup de jambages ; les crises de tremblement disparaissent, le sucre reste toujours sur 50 grammes par litre; quantité d'urine, 4-5 litres. — Le 24 septembre, à la percussion, on trouve que le foie ne déborde plus les fausses côtes que de trois travers de doigt au lieu de quatre.

Le 28 septembre, on constate une augmentation de poids. — Les injections sont faites tous les 7-8 jours.

Le 7 octobre, quantité d'urine baisse à 2 litres 1/2 ; sucre, 26 grammes par litre.

Le 13 octobre. — Quantité d'urine, 2 litres 1/4. A partir de ce jour l'amélioration s'accuse, et le malade, se trouvant mieux, commence à négliger le traitement. Les urines baissent à 2 litres par jour, le glycose 22 grammes par litre, l'albumine disparaît en totalité.

Cette amélioration persiste jusqu'au mois de mai de 1907, pendant 8 mois ; durant toute cette période, il délaisse le traitement, puis survient une aggravation, le malade étanche sa soif avec des boissons alcooliques et meurt, soigné par le Dr Crochard, de Sommières, de complications grippales.

OBSERVATION II

L. P., à Couhé, âgée de 55 ans. Antécédents héréditaires et personnels inconnus. Une fille obèse. Diabétique, elle pesait 186 livres en juin 1906 ; en septembre même année, dans trois mois et demi elle maigrit de 46 livres. Elle ne pèse plus que 140. Crises d'asthme continuelles. Très mauvais état général, prurit vulvaire très intense, malgré des injections boriquées fréquentes, les manœuvres irréductibles de se gratter ayant occasionné plusieurs fois des hémorrhagies vulvaire. Urine, 12 à 13 litres en 24 heures ; quantité de sucre, 50-60 grammes par litre.

Le traitement commence le 20 octobre, aucun autre traitement ni régime. A la suite des trois premières injections, la quantité des urines baisse à 3-4 litres ; quantité de sucre, 50 grammes par litre ; les démangeaisons disparaissent, les crises d'asthme disparaissent elles aussi.

En mars 1907, la quantité d'urine baisse à 1 litre 1/4, le glycose 12 grammes par litre, elle gagne 40 livres. — Elle n'a ni polydipsie, ni l'asthénie des diabétiques, ni ses crises d'asthme, ni de prurit vulvaire.

En l'hiver 1908, la polyurie recommence, 3-4 litres ; nouvelles injections de sérum qui baissent les urines au volume de 1 litre et demi. Quantité de sucre restant entre 20-30 grammes.

OBSERVATION III

M. N., âgée de 22 ans. — Antécédénts héréditaires sans importance, réglée à 12 ans, depuis régulièrement, mariée à 18 ans ; à la suite d'une deuxième couche normale, elle fit de la glycosurie. Annoncée quarante jours après l'accouchement par une attaque apoplectiforme, perte de connaissance, raideur de tout le corps ayant duré une demi-heure. Dans la suite se déclare une asthénie profonde avec polydipsie, polyphagie, qui attirèrent l'attention de son médecin, et l'analyse démontre 40 grammes de sucre par litre, avec une polyurie moyenne de 3 litres par jour.

Pendant neuf mois elle reste dans cet état ; le sucre disparaît par le régime, la polyphagie subit le même sort, mais elle a toujours une grande soif et l'asthénie.

En janvier 1907, on constate chez elle râles au sommet

gauche seulement ; respiration soufflante à la hauteur
des premières dorsales, signe d'adénopathie trachéo-
bronchique. Quant à la glycosurie, elle apparaît après un
repas d'épreuve composé de féculents et surtout de confi-
tures. Elle est soumise au traitement par les injections du
sérum.

En fin mars, deux mois et demi après le traitement, le
volume des urines ne dépasse pas un litre, aucune trace
de glycosurie, même après le repas d'épreuve, l'asthénie
et la polydipsie cèdent d'une façon encore plus rapide.
Quant à la respiration soufflante au niveau des premières
dorsales, elle n'existe pas non plus.

OBSERVATION IV

J'ai eu l'occasion de donner mes soins à un abbé soi-
disant pour des accès goutteux ; il était arthritique et
soigné pour tel par de nombreux médecins.

Scrofuleux pendant sa première jeunesse, bronchiteux
ensuite jusqu'à l'âge de 30 ans, diabétique après la quaran-
taine, avec 40 grammes de sucre par litre et une polyurie
de 6-8 litres par jour.

Actuellement a l'âge de 67 ans. En décembre 1906,
glycosurie passagère, polyurique avec des temps humides
jusqu'à 6 litres par jour, un foie gros. A cela s'ajoute une
symphyse cardiaque, irrégularités assez accentuées,
pouls petit avec œdème des parties déclives, les pieds
endoloris simulant les accès de goutte avec rougeur ; il
craint même le frôlement des draps.

Il a eu en tout deux injections de sérum, et en moins
d'un mois les urines ont baissé au volume normal de
1 litre 1/2, les accès de goutte disparurent, l'œdème des
pieds jusqu'à la mi-hauteur des jambes subit le même

sort, et on ne percevait plus chez lui aucune intermittence
cardiaque, aucun faux pas aux pulsations. A ajouter que
la digitale, la colchique, le salicylate de soude, l'antipy-
rine et nombreuses saisons d'eaux minérales n'avaient
produit aucun résultat. — Il passa l'hiver de 1907 sans
aucun accès de goutte, sans aucune bronchite ; il en fut
de même l'hiver de 1908. — L'abbé proclame haut qu'il
ne s'était jamais porté si bien que depuis ces deux injections.

OBSERVATION V

Gagnepain, 53 ans.

Père mort à 33 de la phtisie.

Mère morte à 72 ans, subitement, d'apoplexie.

Oncles et tantes maternels ou paternels inconnus.

Le deuxième des 3 enfants, une sœur, l'aînée, mort-née,
le troisième se porte bien.

Le malade s'engagea dans l'instruction à l'âge de 15 ans,
fut professeur à l'âge de 16 ans. Dispensé du service militaire par engagement décennal, sous la loi de l'époque
pour l'instruction. A noter toutefois qu'à l'âge de 3 ans il
eut des convulsions qui lui laissèrent une camptodactylie
des deux auriculaires.

Pendant très longtemps directeur d'un établissement
de 90 élèves, il s'imposa un travail considérable et une
responsabilité morale qui le fatiguèrent de 1897 à 1905;
étant inspecteur des classes à Angers, pendant 7 ans
consécutifs, il eut de petites hémoptysies fréquentes. Il a
toujours toussé un peu, sujet à s'enrhumer, palpitations,
névralgies lombaires. En 1905, en mars, il fit un
érysipèle, et vers la fin de son érysipèle un influenza
que l'on qualifia d'infectieux. En ce moment quelques
plaques larges comme une pièce de 5 francs apparurent

sur les jambes jaune brunâtre, et l'analyse des urines démontra qu'il était glycosurique.

Etat actuel, en décembre 1907. — Bon appétit ; il maigrit de 35 livres, pèse 140, soif continuelle, polyurie 5 litres, 2 selles quotidiennes, joie ou tristesse suscitent chez lui une selle abondante, ne peut dormir ni à droite ni à gauche.

Analyse d'urine avant le traitement. Glycose 23 gr. par litre, urine 5 litres en 24 heures. En tout 14 injections de sérum.

Analyse d'urine au cours du traitement : glycose oscille entre 4-16 gr. par litre ; quantité d'urine, 2 litres 1/4.

Etat actuel. Bon appétit, selle très souvent une fois par jour, pèse 154 livres, soif très modérée, polyurie 1 litre 1/4, dort n'importe quel côté indifféremment, meilleur appétit, sans aucun régime, ni traitement par les alcalins, quantité de sucre variant de 0 gr. à peine 10 gr. après les repas.

OBSERVATION VI

R., à Poitiers. Agé de 70 ans, mère morte à 90 ans, père à 77 ans. Fils unique, fièvre typhoïde (?) à l'âge de 11 ans. Conducteur de locomotive dès l'âge de 26 ans jusqu'à l'âge de 56 ans, juin 1895, n'a jamais été malade. En ce moment il eut une bronchite qui dura 3 mois et il commença à maigrir, ayant pesé jusqu'à 92 kilos. En 1904, son médecin, Dr Ravarit, découvrit chez lui le diabète avec une glycosurie de 95 gr. par litre, urine 3 litres ; une gangrène du gros orteil du pied gauche se déclara, suivie d'une suppuration et élimination de séquestre. De 1904 jusqu'en 1909, avec un régime sévère, la glycosurie oscillait entre 14-45 gr. par litre, avec urine toujours 3 litres environ en 24 heures. En 1909, fin février, gangrène des deux gros orteils, avec enflure rouge et œdème jusqu'aux genoux. En ce moment, les urines, 3 litres en 24 heures, contiennent 12 1/2 de

sucre par litre. La recherche d'albumine n'est pas faite.
Les injections commencent le 5 mars, une tous les 7 ou
8 jours. Le 8 mars, l'urine baisse à 1 litre et demi en
24 heures, avec 12 gr. de glycose par litre. Le malade
n'est soumis à aucun régime. Le 17 mars, urine 1 litre 1/2,
glycose baisse à 7 gr. par litre. A fin mars, le sucre diminue et devient indosable. Mais la suppuration des
deux orteils continue et l'analyse démontre 4 gr. d'albumine par litre. Le 9 avril une analyse minutieuse est
faite par M. Bouchet, pharmacien à Poitiers, qui donne
sucre trace, albumine 1gr. avec cylindres assez nombreux.
Fin avril, le malade n'a pas trace d'albumine, pas de trace
de sucre, urine 1 litre 1/4, pas d'œdème, et la suppuration
des deux orteils finit par tarir sans élimination de
séquestre.

Conclusion. — 1° Un sérum thérapeutique spécifique,
surtout quand il est appliqué par de très faibles doses,
comme c'est le cas ici, n'agit que dans l'infection contre
laquelle il est dirigé. Les améliorations constantes obtenues
dans des cas de diabètes les plus graves et les guérisons
dans les diabètes au début plaident donc en faveur de
l'opinion qui ne considère pas le diabète comme une
entité morbide, mais un syndrome au cours d'une infection
tuberculeuse chronique.

2° Dans les cas où cette infection est manifeste chez le
diabétique, comme l'asthme, les adénopathies, on voit, sous
l'influence du traitement spécifique, les symptômes du
diabète s'amender parallèlement à l'amélioration de ces
lésions tuberculeuses. Il en est de même des aggravations,
quand on se donne la peine de bien observer les malades.
Si toutes ces manifestations sont solidaires, il est certain
qu'elles relèvent de la même pathogénie. Il est donc
logique d'admettre que le diabète n'est qu'une intoxication de l'organisme par la même cause tenant de la même
étiologie que les lésions tuberculeuses, du bacille de Koch.

3° Cette manière de voir explique enfin la cause des névralgies diabétiques, si communes chez les tuberculeux chroniques ; mais surtout elle éclaire d'un jour nouveau la pathogénie des névrites diabétiques, desquelles névrites on n'a pu donner jusqu'aujourd'hui aucune explication satisfaisante ; toutes ces névrites deviennent ainsi des névrites tuberculeuses, qui sont beaucoup plus fréquentes qu'elles n'ont été considérées, la plupart du temps la nature d'une lésion névritique étant mise sur le compte d'une intoxication alcoolique ou autre, là où elle est due en réalité à l'intoxication tuberculeuse.

Mes études sur le diabète ont été communiquées, sous le titre *Rapports du diabète gras avec la tuberculose,* au 45° congrès des sociétés savantes tenu à Montpellier. Les deux présidents de la séance ont été fortement étonnés de voir qu'un sérum antituberculeux aurait produit des résultats tels qu'on n'en avait jamais obtenu par les méthodes classiques. Cette séance fut même assez mouvementée ; ma communication a été saisie et envoyée au ministère de l'instruction publique pour le... motif que l'on n'avait pas le droit de fabriquer un sérum sans autorisation, comme si le département de la Vienne manquait des autorités civiles chargées de surveiller les lois, et comme si cette tâche était confiée au congrès de Montpellier présidé par M. le professeur Mairet.

Quant à la discussion de la thèse scientifique de faire du diabète gras une manifestation méconnue de la tuberculose, celle-ci fut confiée à une commission scientifique composée de MM. les professeurs Rodet, Bertin Sans et Lagrifoul, laquelle commission annonça : 1° que le sérum n'était pas spécifique ; 2° que les observations des diabétiques présentées n'étaient pas concluantes.

Je ne sais si mes maîtres de Montpellier ont le secret de préparer du sérum non spécifique ou partant d'une toxine donnée, tout ce que je sais, c'est que le directeur de l'Institut

Pasteur de Montpellier n'a rien divulgué à ce sujet au monde scientifique. De telles conclusions hâtives sont regrettables pour la science bactériologique. Les observations d'emploi à doses incomparablement plus élevées du sérum antidiphtérique dans les affections autres que la diphtérie ne prouvent rien, du moins elles ne permettent point de conclure que les sérums thérapeutiques employés à des doses de 1/10me de centimètre cube peuvent agir favorablement dans des infections diverses. Quant à savoir que les observations des diabétiques, quoique rares, ne soient pas concluantes, l'argument, loin d'être inflexible, perd toute sa valeur ; les lecteurs qui ont eu à soigner des diabétiques apprécieront mieux, je l'espère du moins, ces résultats thérapeutiques.

Je n'ai point la prétention, en rapportant ces considérations sur le diabète, d'élucider toutes les questions si difficiles du mécanisme des glycosuries, que je n'ai fait que de discuter ; il n'est d'ailleurs pas de la compétence d'un praticien isolé de résoudre les problèmes hardis de toute la biopathologie des glycosuries, chez le diabétique. J'ai relevé seulement, du moins dans beaucoup de cas de diabète, que le rôle de l'intoxication tuberculeuse est à l'origine du diabète un rôle étiologique. Les faits cliniques parlent en ce sens, et les résultats favorables obtenus par un traitement spécifique antituberculeux appuient la même thèse.

Il faut être convaincu d'une chose, qu'en général le médecin ne diagnostique la tuberculose que quand les bacilles constituent des lésions typiques, le tubercule pathologique, et en règle générale aussi toutes les fois que la manifestation tuberculeuse est atypique, elle est mise sur le compte d'une autre infection ou intoxication.

Ces tuberculoses atypiques, ces tuberculoses inflammatoires, sont infiniment plus fréquentes que la tuberculose classique, et on est bien obligé de convenir avec Poncet, Marcozzi et d'autres que les poisons ainsi charriés dans le sang qui les dilue, troublent la fonction et la nutrition des tissus en les irritant et en donnant lieu à des phénomènes inflammatoires plus ou moins graves, diminuant la vitalité des éléments cellulaires, suivis bientôt de processus de dégénérescence de diverses variétés. Que la lésion chez le diabétique soit une lésion des globules du sang, qu'elle soit une sclérose du pancréas ou une cirrhose ou même une névrite de tel ou tel nerf, ce qui est à considérer pour le praticien, c'est qu'il s'agit là, dans l'immense majorité des cas, d'une action des toxines des bacilles de Koch, d'un effet de tuberculisation.

La tuberculose nous réserve déjà beaucoup de surprises : combien de fois n'apercevons-nous pas qu'un embarras gastrique banal n'est qu'une forme par laquelle com- mence une tuberculose maligne ? Combien de fois ne voyons-nous pas qu'une grippe respiratoire est le début d'une phtisie galopante, et une congestion pulmonaire qui nous semble bénigne constitue l'entrée en scène d'une pneumonie caséeuse ? Devant quelle effroyable catas- trophe ne se trouve-t-il pas, le médecin, quand il constate qu'une tuberculose généralisée aiguë avait simulé jus- qu'aux derniers moments de son malade une dothiénen- térie classique ? Certes, il n'est point facile d'éviter ces erreurs, mais on doit du moins se rendre mieux compte des formes atypiques de la tuberculose, se mieux fami- liariser avec les manifestations toxi-infectieuses de la tuberculose qui précèdent ces formes foudroyantes, pour arracher au sort triste ces victimes qui nous paraissent subir le destin avec cette fatalité aveugle devant laquelle la science n'a qu'à s'incliner.

La tuberculose typique, cette tuberculose vulgaire, celle qui pour le médecin constitue un état morbide nettement tranché de l'état normal avec ses signes subjectifs et objectifs classiques, doit être considérée comme consti- tuant une étape nouvelle, la troisième étape de la tuber- culisation.

Cette façon de voir n'est point exempte de reproches ; toutes ces étapes, surtout chez les prédisposés, se confondent ; mais il m'a semblé que l'on peut s'attacher à cette division par étapes, car on doit toujours accepter une période préparatoire à la tuberculisation type, période pendant laquelle l'organisme oppose une défense énergique et crée tantôt des lésions atypiques, tantôt de simples manifestations toxi-infectieuses qui n'annoncent pas moins une tuberculose latente. Que chez les uns, les prédisposés, cette période soit courte et effacée dans ses manifestations, elle n'existe pas moins ; que chez les autres, cette période reste indéfiniment et aboutisse à vicier les actes nutritifs, jusqu'à créer des dystrophies qui s'éloignent beaucoup du tableau classique de la tuberculisation, ces états pathologiques ne sont pas moins dus à la même cause, à l'infection de l'organisme par le bacille de Koch.

La tuberculose classique n'est donc pas la seule qui afflige l'humanité ; il y a à côté d'elle la tuberculose inflammatoire, laquelle doit attirer d'autant plus l'attention des praticiens qu'elle est plus facile à combattre par la sérothérapie. En agissant ainsi depuis cinq ans et demi, *je n'ai pas assisté encore à l'évolution d'un seul cas de phtisie.* C'est là un résultat qui dit assez quelle est la meilleure voie à suivre tant pour guérir la tuberculose vulgaire chez l'homme que pour l'éviter dès qu'elle commence à se manifester.

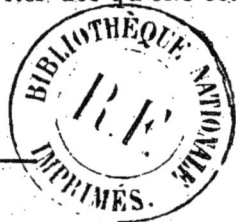

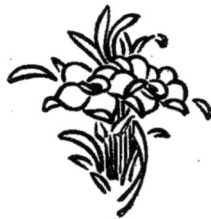